Dᴿ R. MARCLAND

EX-INTERNE DE L'ASSISTANCE PUBLIQUE DE PARIS
A L'HOPITAL DE BRÉVANNES (SEINE-ET-OISE)

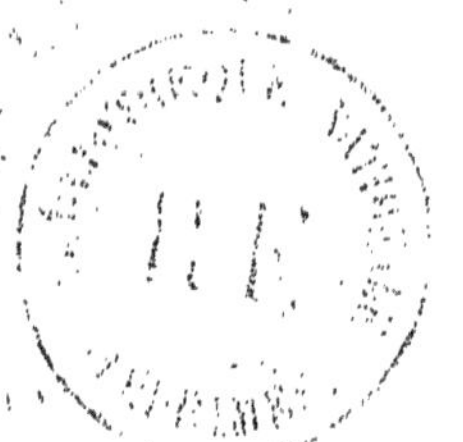

CONTRIBUTION A L'ÉTUDE ANATOMIQUE ET ANATOMO-PATHOLOGIQUE DE L'APPENDICE ET DES APPENDICITES BASÉE SUR SOIXANTE AUTOPSIES ✸ ✸

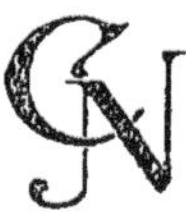

PARIS

C. NAUD, ÉDITEUR

3, RUE RACINE, 3

1902

Dr R. MARCLAND

EX-INTERNE DE L'ASSISTANCE PUBLIQUE DE PARIS
A L'HOPITAL DE BRÉVANNES (SEINE-ET-OISE)

CONTRIBUTION A L'ÉTUDE ANATOMIQUE ET ANATOMO-PATHOLOGIQUE DE L'APPENDICE ET DES APPENDICITES BASÉES SUR SOIXANTE AUTOPSIES ✳ ✳

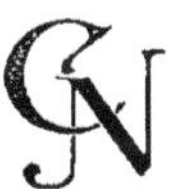

PARIS

C. NAUD, ÉDITEUR

3, RUE RACINE, 3

1902

A LA MÉMOIRE DE MON JEUNE FRÈRE GILBERT

MORT D'APPENDICITE

A MA MÈRE ET A MON PÈRE

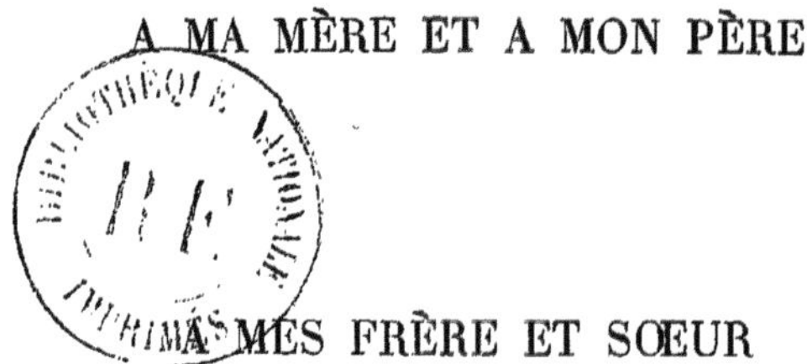

A MES FRÈRE ET SŒUR

A MA FEMME

A MON PRÉSIDENT DE THÈSE

M. LE PROFESSEUR TILLAUX

CHIRURGIEN A L'HOPITAL DE LA CHARITÉ
MEMBRE DE L'ACADÉMIE DE MÉDECINE
COMMANDEUR DE LA LÉGION D'HONNEUR

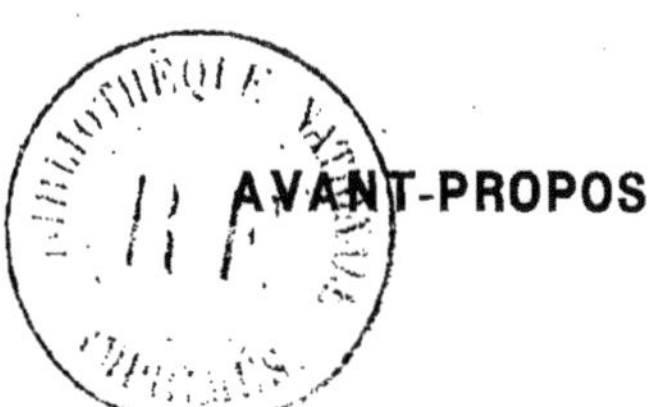

AVANT-PROPOS

Avant de commencer l'exposé du travail auquel nous amène la fin de nos études médicales, il est de notre devoir de regarder en arrière pour reconnaître ceux qui nous ont guidé dans le chemin parcouru, qui nous ont prêté un peu de leur expérience et de leur grand savoir, qui nous ont fait une part à leur bienveillance.

Parmi nos premiers maîtres nous devons nommer le Dr Beauvisage, agrégé de la Faculté de Lyon; puis à Limoges, nos chefs de service à l'hôpital, nos professeurs à l'École de Médecine, MM. Chénieux, Raymond, P. Lemaistre, J. Lemaistre, Bourguignon. MM. Delotte et Donnet nous ont toujours, et dans toutes les circonstances, tristes ou gaies, de notre vie, témoigné une sympathie dont nous gardons profondément le souvenir ému et reconnaissant. Nous n'aurions garde d'oublier de citer au même titre M. le Dr Boulland.

Ils guidèrent, à Limoges, nos premiers pas dans la médecine. C'est eux qui nous ont mis à même de suivre, à Paris, avec fruit, les enseignements des maîtres auprès desquels nous avons passé nos années d'externat: le regretté Dr Gingeot, à l'Hôtel-Dieu; le Dr Jacquet, dont l'amabilité et le savoir nous ont toujours été précieux; le Dr de BEURMANN, à Broca. Enfin, mettons au premier rang notre maître excellent, le Dr TUFFIER. L'année d'externat passée dans son service nous a paru courte. Son enseignement si clair, ses exposés cliniques d'une simplicité si lumineuse, sont imprimés dans notre mémoire, aussi profondément que le souvenir de sa continuelle bienveillance, toujours mise à l'épreuve et cependant toujours offerte, comme inépuisable.

Nous devons un souvenir tout particulier aux trois années d'internat passées à Brévannes. Le Dr TOUCHE semble s'être efforcé d'y être pour nous comme un camarade âgé, à la philosophie souriante, qui permît et encourageât toutes nos études. Son laboratoire nous fut toujours grand ouvert et ses conseils toujours sûrs. Grâce à lui, l'hôpital de Brévannes, avec ses immenses richesses cliniques, nous fut une excellente école pratique. Que M. TOUCHE accepte ici l'hommage de notre très sympathique respect et de notre dévouement.

M. le P^r agrégé LETULLE, M. WEINBERG, nous ont aimablement aidé dans notre travail, de leurs conseils si admirablement éclairés. Qu'ils nous permettent de leur en témoigner notre profonde gratitude.

Notre ami BAZALGETTE, nos collègues PEYRE et GEORGET ont droit à nos remerciements très amicaux. Que mon vieil ami GIRE me laisse ici inscrire son nom comme témoignage de notre bonne et longue amitié.

M. le Pr TILLAUX acceptera nos respectueux remerciements pour la bienveillance avec laquelle il a bien voulu présider notre thèse.

INTRODUCTION

C'est sous l'inspiration de notre maître, M. Tuffier, que nous nous sommes mis à faire le plus soigneusement que nous l'avons pu, l'examen de la fosse iliaque droite, que nous avons examiné le cæcum et l'appendice de tous les cadavres passant par la salle d'autopsie.

Nous avons noté dans chaque cas l'état de la paroi abdominale ; portait-elle des cicatrices, des altérations dans son aspect, sa résistance, son épaisseur ? Sur une incision curviligne, dont le milieu était au niveau de l'épine iliaque antero-supérieure et la direction pareille à celle de l'incision classique, nous avons disséqué les différents plans de la région abdominale dans la crainte de laisser échapper quelque altération intéressante pour notre travail. Après avoir examiné les organes qui se présentaient dans notre incision, sans y fouiller de peur de les déplacer, nous prolongions celle-ci en haut jusqu'au sternum, en bas jusqu'à la symphyse. Nous pouvions alors nous rendre compte de l'état des organes abdominaux. Nous avons noté tous les troubles de la statique viscérale (ptose colique, rénale, hépatique, stomacale).

Nous examinions ensuite le cæcum en place, le mensurant, notant sa situation, celle de l'appendice, leurs dimensions, l'état des ligaments et du péritoine péri-appendiculo-cæcal.

Nous avons dans chaque cas pris un croquis rapide à la table d'autopsie des anomalies ou des lésions qui nous paraissaient dignes d'être notées. Les dessins que nous avons pu reproduire ici ont été faits d'après nature à l'amphithéâtre, nous n'avons rien schématisé, de sorte que, s'ils n'ont pas la prétention d'être très artistiques, ils puissent avoir celle d'être exacts.

Dans 21 cas nous avons fait l'examen microscopique des appendices ou du cæcum.

Nos autopsies ont toutes été faites à l'hôpital Brévannes, le plus souvent sur des sujets ayant dépassé l'âge moyen de la vie, morts d'affections diverses notées dans nos observations. Tous ces examens ont été pratiqués moins de 36 heures après le décès et non sur des cadavres ballottés plus ou moins, ou en putréfaction quelquefois avancée comme cela se produit dans les salles de dissection. Cela nous semble une garantie, qui a sa valeur, d'une exactitude plus certaine dans l'étude des rapports d'organes aussi mobiles que les anses intestinales.

Nous publions nos observations en les résumant un peu, pensant que peut-être — parce que consciencieusement exactes — elles pourront servir, soit parce qu'elles contiennent d'anatomie pure, soit pour les particularités anatomo-pathologiques qu'elles présentent.

Nous nous estimerions heureux et notre ambition serait satisfaite de pouvoir tout simplement penser, qu'à défaut d'autres qualités, notre travail peut avoir une valeur documentaire. Qu'une ligne de ses pages puisse servir à celui qui fera la lumière dans l'obscure pathogénie des lésions appendiculaires, nous n'espérons pas davantage.

Nous nous croirions ainsi suffisamment payé d'un travail nécropsique souvent ingrat et parfois rebutant.

DIVISION

Nous diviserons notre travail en deux parties : un exposé de l'état actuel de la question des lésions appendiculaires constatées à l'autopsie des sujets quelconques morts d'autres affections ; un exposé et une analyse des résultats de nos autopsies personnelles.

Entre ces deux chapitres nous en intercalons un où nous exposerons brièvement les particularité anatomiques relevées par nous au cours de notre travail. Il est en effet difficile, dans une région aussi variable normalement que la région iléo-cæcale, de séparer, d'une façon nette, l'anatomie de l'anatomo-pathologie. Dans nos observations nous avons envisagé ces deux points de vue et souvent on pourra constater qu'il est parfois impossible de conclure, en présence de tel ou tel cas, si l'on a affaire à une particularité congénitale, à une anomalie de développement du péritoine ou de l'appendice, ou bien à une lésion pathologique de ces organes.

LES LÉSIONS APPENDICULAIRES

LEUR FRÉQUENCE

QUELLE EST LEUR SIGNIFICATION

A l'autopsie, les lésions appendiculaires peuvent se classer en deux groupes :

1° Lésions péri-appendiculaires, adhérences péritonéales ;

2° Lésions appendiculaires proprement dites, altérations microscopiques et histologiques de l'organe luimême.

Nous allons exposer brièvement l'état de la question à ces deux points de vue.

CHAPITRE PREMIER

LÉSIONS PÉRI-APPENDICULAIRES

Pour établir le pronostic général de l'appendicite, MM.
Tuffier et Jeanne examinèrent 183 cadavres, cherchant
soigneusement les traces d'inflammation ancienne de l'appendice, notant les lésions cicatricielles de la fosse iliaque
droite chez des gens morts de toute autre affection. Sur
150 individus pris au hasard ils en trouvent 30, soit
1/5 qui présentent des lésions certaines d'appendicite
guérie.

En 1901, Byron Robinson publie les résultats de 418
examens de la région iliaque droite, il trouve les adhérences péri-appendiculaires dans 40 pour 100 des cas
chez la femme, dans 50 pour 100 des cas chez l'homme.
L'auteur admet que ces adhérences sont témoins de l'inflammation appendiculaire et leur fait jouer, en plus de
cela, un rôle important dans la pathogénie de l'appendicite aiguë.

MM. Letulle et Weinberg (1), dans leurs travaux répétés et d'une science si remarquablement précise sur

---

(1) Tuffier et Jeanne. *Revue de Gynéologie*, 1899.

(2) Letulle et Weinberg. Appendicites, recherches histo-pathologiques.
Archives des Sciences méd., 1897.

l'histologie appendiculaire, arrivent à cette conclusion que : « dans l'appendice humain, les lésions chroniques sont tellement communes qu'il est malaisé d'en trouver, chez l'adulte, un exemplaire parfaitement sain (1) ».

Ces trois travaux, basés sur un grand nombre de cas, sont donc parfaitement d'accord pour affirmer la fréquence extrême des lésions appendiculaires chroniques et de cicatrices d'inflammations péri-appendiculaires guéries. Nous allons analyser les conclusions de ces auteurs dans ce qu'elles ont d'intéressant pour nous.

MM. Tuffier et Jeanne sur 146 autopsies ont trouvé 47 fois seulement une région iléo-cæcale saine.

Tous les autres sujets, soit 68 pour 100 des cas, ont présenté des lésions, plus ou moins considérables, de leur péritoine cæcal et appendiculaire, c'est-à-dire des adhérences dont il fallait établir la signification. Ils éliminent avec soin celles qui ne leur paraissent pas *certainement* de cause appendiculaire :

1° Celles qui sont réparties sur toute la séreuse (péritonite tuberculeuse ou péritonite aiguë guérie) ;

2° Celles qui, coïncidant avec une lésion d'un organe voisin, peuvent n'être pas d'origine nettement appendiculaire (adhésions coexistant avec une tuberculose vésicale, une salpingite ancienne, une irritation péritonéale par voisinage d'un abcès froid, etc.) ;

3° Ils admettent que certaines adhérences sont dues à une surcharge graisseuse du péritoine, aux ptoses viscérales, à une gêne de la circulation abdominale, à une atrophie

---

(1) LETULLE et WEINBERG. *Loc..cit.*

sénile des organes des vieillards, à une inflammation de la muqueuse intestinale en dehors de l'appendice et du cæcum ;

4° Ils forment l'hypothèse que peut-être dans certains cas le processus de coalescence ne s'arrête pas chez l'adulte et peut causer des anomalies péri-appendiculaires non pathologiques. Après avoir encore, avec une bonne foi scientifique peut-être trop prudente, éliminé 22 autres observations douteuses, il leur reste 30 sujets porteurs d'adhérences, témoins indéniables d'une inflammation appendiculaire, sérieuse, puisqu'elle laisse des traces nettes, cicatrisée, soit dans 1/5 des cas examinés.

Ils remarquent de plus que cette péri-appendicite coïncide souvent avec une intégrité presque complète de la muqueuse à l'autopsie. Ils n'en pensent pas moins que cette inflammation de la séreuse appendiculaire est secondaire à une inflammation de la muqueuse, la séreuse en gardant le stigmate, tandis que la muqueuse semble macroscopiquement guérie.

Ils expliquent en ces termes l'étiologie et la pathogénie des adhérences péri-appendiculaires : « N'est-ce pas trop s'avancer, se demandent-ils, que de conclure que ces lésions se sont traduites cliniquement par l'appendicite et n'ont-elles pu se produire insidieusement ? A cela nous répondons qu'il faut en général conclure de la lésion au symptôme ; l'une ne va pas sans l'autre. Et en particulier, le péritoine réagit cliniquement avec une netteté parfaite en face des agents morbides, alors qu'anatomiquement les lésions peuvent être modérées ; nous n'en voulons pour preuve que la réaction péritonéale considérable que peut déterminer une salpingite, alors que la laparotomie ne montre que des adhérences pelviennes insignifiantes.

Ainsi nous dirons : fréquemment on diagnostique une appendicite par l'élévation de température et la douleur dans la fosse iliaque droite. Ces symptômes, qui sont uniquement des signes de la réaction péritonéale, n'indiquent pas qu'il y ait infection intense de la muqueuse, *endo-appendicite* grave, mais peuvent traduire, et traduisent sans doute le plus souvent, une *péri-appendicite* qui peut aboutir à la formation d'adhérences péricæcales et péri-appendiculaires. Cette péri-appendicite est la question qui domine toute l'histoire des complications appendiculaires.

Mais d'où provient cette péri-appendicite ? Nous pensons qu'elle est généralement secondaire à une inflammation de la muqueuse. Cette inflammation peut être grave, gangreneuse, ou bénigne, légère, elle peut se circonscrire, ne point s'aggraver et disparaître, ne laissant que peu ou point de traces sur cette muqueuse, en laissant au contraire sur le péritoine qui enveloppe l'organe. L'inflammation, en effet, vite limitée, retentit sur les très nombreux vaisseaux lymphatiques immédiatement placés sous la séreuse, ce qui détermine la chute de l'endothélium, et sans doute ultérieurement la formation de quelques tractus cicatriciels. Les *péri-appendicites relèvent ainsi de la lymphangite sous-séreuse* dont le point de départ est la lésion muqueuse. Mais tantôt celle-ci s'étend, se propage largement à la tunique muqueuse, ou même à travers toutes les couches de l'organe ; ce sont là les graves endo-appendicites, qui aboutissent aux suppurations péritoné-

ales circonscrites ou généralisées ; tantôt elle est insigni-
fiante, mais elle s'accompagne à distance d'une lymphangite qui aboutit à des adhérences péritonéales ; la
péri-appendicite passe au premier plan. »

M. Byron Robinson (1) dans un travail récent, basé sur
les relevés de 418 autopsies, insiste particulièrement sur
les adhérences péri-appendiculaires. Il trouve qu'il existe
des adhérences péri-appendiculaires dans 40 pour 100 des
cas chez la femme, dans 50 pour 100 des cas chez l'homme.
Il les étudie spécialement au point de vue de la pathogénie
de l'appendicite. Il trouve qu'elles existent le plus souvent
lorsque l'appendice est en rapport avec le psoas et se sert
de cela pour affirmer à nouveau sa théorie qui rattache
l'appendicite au traumatisme musculaire. Il explique ainsi
leur production : le traumatisme de muscle psoas, agissant sur un appendice en position telle qu'il puisse être
atteint par lui, peut, cet appendice renfermant des micro-
bes virulents, amener une inflammation de la muqueuse
et de la séreuse d'où la création d'adhérences péritonéales
péri-appendiculaires. Dans un paragraphe de ses conclusions il dit : « les faits contenus dans cet article, confirmés
par douze ans d'examens nécropsiques, et une décade de
chirurgie abdominale, nous apprennent que les fréquentes
adhérences péri-appendiculaires ne sont pas l'appendicite
mais la péritonite. Cependant les adhérences péri-appendiculaires sont des degrés importants dans le processus du
traumatisme et de l'infection. Elles obstruent le drainage
et mènent à l'appendicite. » Les adhérences appendiculai-

---

(1) *Ann. of Surgery*, 1901.

res sont dues pour lui aux traumatismes du muscle psoas
et compromettent l'intégrité de l'appendice. Il y a aussi des
lésions péritonéales autour du cæcum et autour de l'iléon
terminal quand ces organes se trouvent dans le champ
d'action du psoas. Les adhérences péri-cæcales se trouvent
dans ces conditions dans 60 pour 100 des cas chez l'homme
(300 autopsies) et chez la femme (118 autopsies). Quand
l'iléon terminal est situé dans le champ d'action du psoas
droit il y a 75 pour 100 d'adhérences péri-iléales.

Lorsqu'elles sont péri-cæcales et péri-iléales, ces
lésions de la séreuse n'ont pas la même importance que
lorsqu'il sagit de l'appendice. Elles n'entravent pas le drainage et la nutrition bien assurée de ces parties du tube
intestinal. Au contraire sont-elles péri-appendiculaires,
agissant sur un organe en voie d'atrophie, de « dévitalisa-
tion » a lumière étroite, elles « compromettent la circulation des matières fécales, elles empêchent le drainage
on le rendent moins facile, elles entravent la circulation
sanguine et lymphatique, les mouvements péristaltiques,
et traumatisent les nerfs périphériques ».

Sur un appendice entouré ainsi d'adhérences gênantes,
le traumatisme du psoas ou même d'autres muscles abdominaux, fera éclore bien plus facilement l'appendicite.

Telle est la théorie de Robinson en ce qui a rapport
aux adhérences péri-appendiculaires.

Il y a un point de contact très net entre les idées de
Robinson sur l'étiologie des adhérences péri-appendiculaires et les conclusions de MM. Tuffier et Jeanne. Tous
les deux admettent qu'elles peuvent exister sans lésions
macroscopiques de la muqueuse. Pour MM. Tuffier et

Jeanne c'est cependant de la muqueuse, que part le processus inflammatoire. Et cette théorie semble bien admise par M. Byron-Robinson, quoiqu'il ne l'exprime guère en termes précis.

Dans le mémoire de ce dernier le départ exact et raisonné n'est pas fait entre les lésions imputables exclusivement à une inflammation appendiculaire isolée et celles qui peuvent être subordonnées aux causes diverses indiquées par MM. Tuffier et Jeanne. La statistique globale qu'il donne de la fréquence des adhérences dans la fosse iliaque, ne peut donc nous servir directement pour établir le quantum des adhérences péri-appendiculaires d'origine certainement appendiculaire.

CHAPITRE II

Dans ces deux mémoires on considère comme sain l'appendice qui macroscopiquement le paraît. Les études histologiques de MM. Letulle et Weinberg démontrent que c'est là une erreur. La fréquence des lésions de l'appendice de sujets morts de maladies quelconques, leur a paru bien plus grande qu'on ne pourrait le supposer.

A côté des appendicites aiguës à formes chirurgicales : appendicites simples, pariétales ou catarrhales, appendicites suppurées, appendicites nécrosantes aiguës ils ont rencontré sur des coupes d'appendice, d'apparence saine, très souvent, des lésions d'appendicites chroniques à formes diverses dont ils ont établi magistralement l'histopathologie. Ils considèrent des appendicites chroniques atrophiques, des appendicites chroniques hypertrophiques et ils rangent délibérément dans ce cadre des appendicites chroniques, les sténoses et oblitérations appendiculaires.

Les sténoses et oblitérations de la lumière appendiculaires sont considérées par les auteurs comme le résultat de l'évolution régressive d'un organe condamné à disparaître (Ribbert) ou comme une disposition congénitale

(Laforgue). Pour Bierhoff et Fitz (1) il y aurait eu inflammation puis cicatrisation avec pour résultat l'oblitération de la cavité appendiculaire.

Il est, en effet, bien difficile de comprendre une oblitération congénitale ou évolutive d'un organe comme l'appendice sans l'expliquer. Comment pourrait-elle se faire sans le secours de l'inflammation ou sans des périodes d'inflammations successives ? Il nous semble plus naturel d'admettre que, comme le répète souvent Robinson, l'appendice est un organe dont l'inflammation est très facile étant donnée sa constitution anatomique. Ses fonctions semblent — car cela n'est peut-être pas complètement et scientifiquement démontré — très peu importantes, sa vascularisation est peu abondante et ses cellules moins actives, présentent moins de résistance aux influences morbides, d'où des inflammations répétées et l'oblitération cicatricielle. Il faut bien qu'entre l'appendice utile, perméable et physiologiquement actif et l'appendice oblitéré et supprimé fonctionnellement il y ait un degré intermédiaire, un passage. L'appendice s'atrophie et s'oblitère parce qu'il est inutile, ce n'est pas parce qu'il est inutile qu'il est oblitéré. La seule façon d'expliquer cette oblitération est dans l'intervention des inflammations répétées, aiguës ou chroniques. Cela est vérifié par l'histologie.

M. Weinberg dit en propres termes : « Les véritables sténoses sont causées par des altérations inflammatoires permanentes et irréparables. Elles résultent toujours de

____

(1) Bierhoff. *Deutsch. Arch. f. klin. med*, t. XXVII. — Fitz. *Am J. of med. Sc.*, 1886.

lésions destructives ayant porté sur la totalité de la muqueuse et, presque toujours aussi, sur la zone folliculaire lymphatique sous-muqueuse. Les altérations destructives qui président à la formation d'une sténose de l'appendice sont la conséquence d'une inflammation chronique, que leur processus générateur ait été, au début, aigu ou chronique d'emblée (1).

MM. Letulle et Weinberg ont trouvé extrêmement fréquente l'existence des lésions chroniques de l'appendice.

Une autre conclusion des mêmes travaux est intéressante pour nous : « De l'ensemble de nos recherches, disent-ils, résulte la conviction de l'origine constamment cavitaire de tous les processus phlogogéniques déterminant l'une quelconque des variétés actuellement connues de l'appendicite ». Ajoutons que pour ces auteurs *la plus minime* appendicite aiguë est, par le fait même de la contexture de l'appendice, compliquée d'une adéno-lymphangite pariétale, diffuse et centrifuge.

Ces constatations histologiques ne sont-elles pas absolument parallèles aux conclusions tirées par MM. Tuffier et Jeanne de l'étude macroscopique de leurs 183 appendices.

De la comparaison de ces différentes études résulte donc pour nous la conviction de la très grande fréquence des lésions appendiculaires et péri-appendiculaires à l'autopsie de cadavres quelconques.

Tuffier et Jeanne relèvent dans leurs 140 observations les adhérences dans 68 pour 100 des cas ; le tiers de

____

(1) WEINBERG. *Thèse*, Paris, 1898.

celles-ci leur paraissent nettement imputables à l'appendice seul.

Robinson relève sur 418 autopsies dans 50 pour 100 des cas chez l'homme, dans 40 pour 100 chez la femme des lésions péritonéales péri-appendiculaires. On verra que notre travail personnel confirme absolument ces chiffres.

Après les analyses que nous venons d'exposer il nous semble que l'on peut synthétiser ainsi la pathogénie des adhérences péri-appendiculaires : inflammation muqueuse souvent minime et dont les traces ne sont visibles qu'au microscope, péri-lymphangite sous-séreuse secondaire et adhérences cicatricielles péritonéales dans la fosse iliaque droite.

Aussi ne nous paraît-il pas possible de séparer l'une de l'autre, l'étude macroscopique des lésions péri-appendiculaires, de l'étude macroscopique et histologique de l'appendice lui-même.

C'est dans ce sens que nous avons envisagé la question et c'est ainsi que nous allons chercher à étudier les 60 autopsies dont nous donnons l'analyse.

ÉTUDE DE 60 APPENDICES

Avant de rechercher dans nos autopsies l'existence des lésions péri-appendiculaires nous avons dû nous occuper de l'anatomie normale du cæcum, de l'appendice et du péritoine péri-appendiculo-cæcal.

L'anatomie de cette région est des plus variable, bien fixée dans ses grandes lignes, elle oscille beaucoup autour du type synthétique fixé pour les besoins de l'exposition didactique et lorsqu'on examine de près un certain nombre de sujets, on s'aperçoit que, très rarement, il est réalisé dans son intégrité. Il y a donc là toute une série d'anomalies qu'il faut connaître pour ne point les confondre avec des formes pathologiques. Il est parfois difficile de séparer ici l'anatomie de l'anatomo-pathologie.

Nous allons rappeler très rapidement les variations anatomiques les moins connues de la région que nous étudions en envisageant les organes et leur péritoine, notant exclusivement celles qui se sont présentées à notre examen et qui sont consignées dans nos observations.

Nos recherches portent sur 6o cas, dont 54 de plus de 5o ans, et 6 seulement d'un âge moindre. Sur ces 6o

cas nous avons 39 hommes pour 21 femmes. Ils se distri-
buent ainsi :

Au-dessous de 40 ans.	3 cas	1 femme	2 hommes
Entre 40 et 50 ans.	3 cas	1 —	2 —
Entre 50 et 60 ans.	13 cas	2 —	11 —
Entre 60 et 70 ans.	18 cas	7 —	11 —
Entre 70 et 80 ans.	16 cas	7 —	9 —
Au-dessus de 80 ans.	7 cas	3 —	4 —

I

ÉTUDE ANATOMIQUE

A. Cæcum. — *La forme* du cæcum n'a pas actuellement de signification pathologique. On admet qu'elle est très variable. A côté du cœcum de forme normale nous avons trouvé, pour notre part, sept cæcums de forme conique (Observ. XXIII, XXIV, XXXIV, XLVIII, LVI, LVIII), ils étaient le plus souvent de dimensions restreintes. Dans trois cas l'appendice était terminal et le cæcum en paraissait une simple dilatation plus ou moins grande en entonnoir (Observ. XVI, XIX, LIII). Plusieurs fois nous avons trouvé le cul-de-sac cæcal divisé en deux culs-de-sac latéraux par le passage en écharpe d'une des bandes musculaires. Les culs-de-sac latéraux peuvent être égaux et le cæcum a ainsi une forme *en salière* pourrait-on dire (Observ. LX). Nous avons trouvé le cul-de-sac cæcal ainsi divisé en deux dans cinq observations (XXIX, XXXI, XLI, L, LII).

Ses dimensions. — *Les dimensions* du cæcum ont varié beaucoup. Nous avons fait nos mensurations, le cæcum étant en place. Nous considérons, comme Jonnesco, que la limite supérieure est un plan passant par le centre de la valvule ilio-cæcale et perpendiculaire à l'axe de l'organe.

C'est dans ce plan que nous avons mesuré la largeur du cæcum et sa circonférence.

La hauteur ou longueur de nos cæcums a varié entre 2 centimètres (Observ. LIII) et 11 centimètres (Observ. II). Dans 34 cas elle a varié entre 4 et 7 centimètres ; onze fois elle s'est trouvée inférieure à 4 centimètres et 10 fois supérieure à 7 centimètres.

La largeur (ou diamètre extérieur) la plus grande a été de 12 centimètres (Observ. VIII), la plus petite de 2 centimètres seulement (Observ. LVIII). Dans 12 cas elle a varié entre 5 et 8 centimètres ; trois fois elle fut inférieure, trois fois supérieure. Dans les autres observations elle n'a pas été notée.

La *circonférence* du cæcum prise sur l'organe en place fut en moyenne de 15 à 22 centimètres (23 cas) 11 fois inférieure, 8 fois supérieure. Dans un cas elle était de 8 centimètres seulement (Observ. XIX), dans un autre elle était de 31 (Observ. LV), chiffre maximum mesuré par nous.

Nous avons mesuré 22 fois la *capacité*. Elle a varié entre des limites considérables. Le plus petit contenait seulement 25 centimètres cubes d'eau, le plus grand en contenait 210 centimètres. Dans 11 cas elle était de 60 à 100 centimètres cubes, 7 fois moindre, 4 fois elle s'est trouvée supérieure.

Nous n'avons pas assez d'observations pour conclure à une relation entre la grandeur du cæcum et telle ou telle altération pathologique de l'appendice ou du péritoine péri-appendiculaire. Il nous a semblé cependant que, faite sur un grand nombre d'autopsies, cette étude pourrait peut-être donner quelque résultat.

Sur nos observations on peut voir, en tous cas, que le rapport entre les diverses dimensions cæcales est très variable. Il y a des cæcums plats et larges, d'autres étroits et longs.

La *capacité* du cæcum n'est pas en rapport avec les dimensions horizontales et verticales. Cela peut sembler extraordinaire et telle ou telle de nos observation semble un défi au bon sens. Il suffit de réfléchir que nous avons mesuré, comme tous les auteurs, nos cæcums en place, c'est-à-dire plus ou moins distendus (le plus souvent par des gaz.) Au contraire, pour mesurer leur capacité, nous avons dû les enlever du ventre, les uns se dégonflaient par suite de la sortie des gaz, les autres, vides, étaient plus grands une fois remplis d'eau. Cela explique que notre cæcum (Observ. **XXXIX**) qui mesurait 5,5 de hauteur sur 19 de circonférence ait pu contenir 210 grammes d'eau, alors que celui de l'Observation **XVII**, qui mesurait 8 sur 22, n'en ait contenu que 60 grammes.

Sᴀ sɪᴛᴜᴀᴛɪᴏɴ. — Quant à leur situation dans l'abdomen nous avons classé nos cæcums, comme MM. Tuffier et Jeanne, en situation iliaque et en situation pelvienne.

La situation iliaque peut être elle-même divisée en :

Iliaque supérieure : le cæcum est tout entier situé audessus de la ligne horizontale passant par les deux épines iliaques antéro-supérieures.

Iliaque moyenne ; le cæcum est situé immédiatement au-dessous de cette ligne.

Iliaque inférieure : le cæcum est dans la fosse iliaque inférieure, souvent contre l'arcade de Fallope, parfois déborde légèrement le bord interne du psoas.

La *situation pelvienne* est celle dans laquelle le cæcum est tout entier situé au-dessous du plan du détroit supérieur.

Plusieurs de nos cæcums se sont présentés en situation intermédiaire. Ils n'étaient pas dans le pelvis, mais, reposant sur des anses grêles qui remplissaient celui-ci, ils étaient dans le plan même de ce détroit. Nous avons appelé cette situation *sus-pelvienne*.

Enfin comme situations anormales nous avons trouvé des cæcums *lombaires*, prérénaux, et des cæcums *sous-ombilicaux*.

Nous donnons notre statistique ci-dessous :

Position iliaque supérieure. . . .	17 cas	13 hommes	4 femmes
— moyenne. . . .	18 cas	14 —	4 —
— inférieure. . . .	11 cas	5 —	6 —
Position sus-pelvienne.	6 cas	3 —	3 —
— intra-pelvienne.	5 cas	2 —	1 —

Nous avons trouvé 3 cæcums sus-iliaques et préré naux. Deux fois le cæcum était sous la région ombilicale.

Trois fois dans la position iliaque inférieure le cul-de-sac cæcal débordait la margelle du petit bassin.

Il est à remarquer que les positions basses (iliaque inférieure, sus-pelvienne et intrapelvienne) ont été proportionnellement plus fréquentes chez la femme que chez l'homme. Nous les avons trouvées 10 fois sur 21 observations de cadavres féminins, soit 47,08 pour 100 et seu-seulement 10 sur 39 cadavres masculins, soit 26,6 pour 100.

Sur 16 de nos sujets nous avons noté de la ptose viscérale, rénale, colique, stomacale ou hépatique. Onze fois le cæcum était en position basse, une autre fois déplacé (dans la région ombilicale), 3 fois seulement en position moyenne, une seule fois en position iliaque supérieure. Il en résulte pour nous cette impression, que les positions basses du cæcum ne doivent pas être considérées comme des positions normales mais comme des ptoses pathologiques de cet organe. Évidemment cette impression demanderait à être vérifiée sur une statistique plus considérable que la nôtre pour pouvoir être transformée en affirmation, mais n'hésitons cependant pas à l'exprimer, car elle est pour nous très nette (1).

Comme positions anormales du cæcum nous l'avons rencontré deux foix dans la région *ombilicale,* dans les deux cas il était *à gauche* de la ligne médiane (Obs. XXIII et XXIX). Trois fois il était en position sus-iliaque ou prérénale.

Ses rapports. — Les rapports du cæcum ont été le plus souvent ceux indiqués par les classiques. Nous devons cependant signaler un détail que nous n'avons pas vu noté : le cæcum est de tous les organes abdominaux celui que recouvre le moins souvent le grand épiploon. Sur nos 60 observations, 3 fois seulement nous l'avons trouvé recouvert par lui. Alors même que l'épiploon cache toute la cavité abdominale (ce qui s'est rencontré assez rarement d'ailleurs dans nos autopsies) les cæcum est à découvert.

---

(1) MM. Tuffier et Jeanne ont trouvé dans 4 cas de cæcum pelvien 4 fois de la ptose d'une grande partie de l'intestin.

Deux fois même nous l'avons vu reposant *sur* le grand épiploon qui le séparait de tout le contenu abdominal. (Obs. XIII et XLIX.)

Dans trois cas le cæcum était recouvert par des anses grêles.

On comprend que dans les situations lombaires le cæcum est en rapport avec le rein. Dans un cas, il recouvrait la face antérieure et le bord externe du rein droit. En situation pelvienne, nous l'avons trouvé en rapport avec la face postérieure de la symphyse pubienne, avec le sommet de la vessie, l'ovaire et la trompe, souvent il est devant l'articulation sacro-iliaque droite. Dans l'Obs. V la face postérieure du cæcum en position pelvienne recouvrait complètement l'ovaire et la trompe droite.

Dans les positions iliaques inférieures, il est presque toujours appliqué dans l'angle ilio-abdominal et contre l'arcade de Fallope, parfois très bas.

Souvent le côlon transverse ptosé vient se mettre en contact avec le flanc gauche du cæcum ; une fois même la branche droite du V formé par le côlon transverse était derrière le cæcum. MM. Tuffier et Jeanne l'ont trouvé une fois en avant de lui (1).

Ces rapports anormaux du cæcum, cette variété de positions amènent des tiraillements des ligaments péricæcaux et péri-appendiculaires qui peuvent sembler pathologiques, qui le sont d'ailleurs en un certain sens, puisqu'ils constituent la ptose cæcale. Mais ces altérations cependant doivent être soigneusement différenciées

---

(1) *Loc. cit.*

des adhérences cicatricielles, stigmates d'une ancienne appendicite.

B. **Appendice.** — SES DIMENSIONS. — *L'appendice* présente des dimensions fort variables. MM. Tuffier et Jeanne ont trouvé un appendice de 2^{cm},5 et un de 18^{cm}. Ils ont trouvé comme *longueur* :

<pre>
Appendices petits (moins de 7 centimètres). . . . . 39 cas.
    —   moyens (entre 7 et 11 centimètres). . . . 75
    —   grands (plus de 11 centimètres).   15
</pre>

Notre statistique personnelle nous donne :

<pre>
     Petits.. . . . . . . 18 cas.
     Moyens.   26
     Grands.   13
</pre>

Le plus court avait 3 centimètres, le plus long 18 centimètres.

La *largeur* a varié entre 2 millimètres, 2^{mm},5 et 11 et 12 millimètres. Dans 29 autopsies nous l'avons trouvée à peu près régulière.

Nous avons comme MM. Tuffier et Jeanne mesuré le *calibre* de la lumière appendiculaire d'un bord à l'autre de l'appendice ouvert longitudinalement et étal (commée par les valvules du cœur). Nous avons eu les résultats suivants :

<pre>
Petits calibres de moins de 10 millimètres. . . . . 9 cas.
Moyens calibres de 10 à 13 millimètres.   17
Grands au-dessus de 13 millimètres.   3
</pre>

Assez souvent, 9 cas, les calibres furent très réguliers dans l'Obs. XII il variait de 2 à 28 millimètres.

Nous avons trouvé la *cavité appendiculaire* perméable 32 fois. Dans 4 cas elle présentait un ou deux rétrécissements. 13 fois elle était partiellement oblitérée, le plus souvent près de son extrémité libre. Neuf fois, l'appendice était transformé en cordon fibreux, il n'y avait plus trace de cavité, l'oblitération était complète (Obs. V, XVI, XIV, XVII, XXIX, XLVII, L, LIX, LX). Dans tous les cas douteux, nous avons pratiqué l'examen histologique avant de conclure à une oblitération partielle ou totale.

Nous n'avons trouvé qu'un seul cas d'appendice kystique net, c'est-à-dire une dilatation au-dessous d'une sténose complète de la cavité (Obs. XXXIX).

La cavité appendiculaire contenait presque toujours des matières fécales. Cinq fois nous avons trouvé des calculs stercoraux. Une seule fois des corps étrangers (V. Obs. XLI).

Sa direction. — Sa situation. — *La situation* de l'appendice est très variable, sa direction plus encore. Il semble difficile même de la classer d'une façon précise.

On peut dire tout au plus, pour indiquer sa situation en schématisant, si l'appendice est placé en arrière, à droite, à gauche ou au-dessus du cæcum.

Quant à sa direction on peut la classer en ascendante, descendante ou transversale gauche, transversale droite. Si l'on veut noter la situation et la direction exactes, il faut par chaque appendice donner une description particulière, tellement les variétés sont nombreuses.

Nous avons trouvé 23 appendices à direction générale descendante, 21 à direction ascendante. Trois fois ils se dirigeaient transversalement de gauche à droite, six fois de droite à gauche. Dans 5 cas ils suivaient des directions impossibles à classer ; ascendants d'abord puis transversaux, transversaux puis descendants, ils formaient des S. des spirales, des points d'interrogation.

Les mêmes observations peuvent s'appliquer tant à la direction qu'aux rapports et à la situation de l'appendice.

Dans 23 cas il était *rétro-cæcal* recouvert par la face postérieure du cæcum situé dans la face rétro-cæcale, quelquefois pelotonné, quelquefois ascendant à droite ou à gauche derrière celui-ci (6 fois il était rétro-colique après avoir été rétro-cæcal).

15 fois il était en situation *pelvienne*.

6 fois placé à gauche du cæcum au-dessous de l'iléon, sur la ligne iliaque.

3 fois rétro-iléal.

4 fois en position iliaque au-dessous du cæcum, lorsque celui-ci était en position haute.

Nous avons été surpris de voir avec une telle fréquence les positions rétro-cæcales que certains anatomistes considèrent comme peu fréquentes, alors que les chirurgiens les rencontrent souvent (1). Les résultats de MM. Tuffier et Jeanne sont absolument concordants en ce sens avec les nôtres puisqu'ils trouvent 32 fois sur 118 autopsies la position rétro-cæcale, rétro-cæcale interne ou rétro-colique. Ils l'ont trouvé 32 fois pelvien, 27 fois sous-iléal. La position cæcale nous paraît donc des plus fréquentes aussi bien à l'autopsie qu'en clinique.

-----

(1) V. Mariau. *Bibl. anat.*, 1900.

Nous n'avons jamais trouvé l'appendice remontant
sur la face antérieure du cæcum, non plus que sur la face
antérieure de l'iléon ; deux fois nous l'avons vu pelvien,
mais reposant, non comme d'habitude, sur les parois du
bassin, mais sur les anses grêles, il était ainsi dire *sus-
pelvien* comme dans certains cas le cæcum.

Nous l'avons trouvé en rapport avec la trompe et l'o-
vaire droit, devant le trou obturé, sur la vessie, au-de-
vant du rein droit, etc.; dans deux cas il était recouvert
par le mésentère iléal, couché dans l'angle formé par celui-ci et le péritoine pariétal postérieur.

C. Péritoine péri-appendiculo-cæcal. — Quant au péritoine péri-cæcal et péri-appendiculaire il est très difficile
de l'étudier. La disposition générale bien connue et décrite
par tous les auteurs est très exacte si on la considère
comme un schéma. Autour de celui-ci existent des variétés multiples. On s'en aperçoit surtout lorsqu'on est obligé
de se demander comme nous : cette séreuse, ce repli est-
il anormal ou est-il pathologique ?

La plupart des anomalies ont été signalées par M.
Jonnesco (1).

Le méso-appendice s'insère d'une façon très variable
sur le mésentère ou sur le péritoine pré-psoas. L'insertion
mésentérique peut être très longue, le bord libre très
court et le méso laisse peu de mobilité à l'appendice sans
qu'il y ait là rien de pathologique. Le méso est très souvent graisseux et déformé et il est remarquable que cela se

______

(1) *Progrès médical* (1894), anomalie des fossettes péri-cœcales.

rencontre le plus souvent dans les cas où l'appendice est oblitéré totalement ou partiellement.

MM. Tuffier et Jeanne ont noté les différentes anomalies d'insertion du méso, elles sont très fréquentes.

Dans notre observation n° IX l'insertion fixe du méso-appendice se faisait sur le péritoine pré-psoas et suivant une ligne transversale qui ne rejoignait le mésentère iléal que sur la ligne médiane en avant de la dernière lombaire sur le détroit supérieur.

Dans notre observation X l'appendice soulevait en un large repli triangulaire le péritoine de la fosse iliaque ; il était ainsi *sous-péritonéal* mais pourvu d'un méso non détaché de la fosse iliaque, semblable au mésocôlon, au mésentère.

Dans un autre cas au contraire l'appendice, complètement détaché de la fosse iliaque, ne s'insérait même plus sur le mésentère, mais sur l'iléon, empruntant les insertions iléales et cæcales du répli iléo-appendiculaire qui n'existait plus (Obs. LVII).

Ces variétés sont explicables par le processus de coalescence et ne doivent pas être confondues avec les anomalies péri-appendiculaires pathologiques (1).

Le péritoine cæcal nous a aussi montré une grande variété de formes. La réflexion du péritoine post-cæcal sur la fosse iliaque est très irrégulière. Elle peut se faire sur la fosse iliaque supérieure ou sur le bord du psoas suivant que le cæcum est très haut ou très bas. Il peut occuper toutes les positions intermédiaires sur la fosse iliaque.

____

(1) Comparez, par ex., observ. LIII.

Les replis cæcaux supérieurs ou inférieurs, lorsqu'ils existent, nous ont paru très variables. Comme longueur notamment ; parfois très courts, ils fixent solidement le cæcum dans sa position, parfois, au contraire, ils sont très relâchés et lui permettent une mobilité très grande (Obs. LVI). Le repli cæcal inférieur est de beaucoup le plus important. Il se prolonge parfois sur le bord du psoas jusqu'à l'arcade crurale. Plusieurs fois nous l'avons vu bifurqué à son extrémité, sur la face antérieure du psoas, formant, avec le péritoine iliaque une fossette médiane et deux latérales.

Dans notre Obs. II les replis cœcaux convergaient l'un vers l'autre et s'inséraient ensemble sur la fosse iliaque au même point, embrassant entre eux la face postérieure du cæcum et fermant la fosse rétro-cæcale (1).

Dans certains cas le repli cæcal inférieur est si développé, que l'appendice remontant à droite du cæcum est complètement séparé par lui de la cavité pelvienne et de l'iléon et c'est sur ce repli que se fait l'insertion du méso-appendice. C'est ce que MM. Tuffier et Jeanne ont décrit sous le nom de repli mésentérico-cæcal. Ce repli semble dans ce cas n'être pas autre chose que l'angle de rencontre du feuillet inférieur au gauche du mésentère terminal

---

(1) A plusieurs reprises, nous avons trouvé anormale la réflexion du péritoine cæcal sur la fosse iliaque. Elle se faisait sous forme de replis triangulaires à sommet situé sur le cæcum, à base iliaque, dont les côtés se rejoignant et se croisant avec leurs voisins, formaient des replis festonnés entre lesquels se trouvaient des petites fossettes. Nous ne savons s'il faut rattacher ces formations à de la pérityphlite ou en faire une anomalie péritonéale. Nos observations XLV, LII, ne nous ont pas éclairé suffisamment à ce point de vue.

avec le feuillet droit du mésocôlon ascendant, lorsque ces deux formations sont bien développées. Nous avons constaté l'existence de ce repli (mésentérico-ilio-cæcal) de Tuffier et Jeanne dans quatre observations (V, VI, VIII, XII) (1).

Enfin parfois les replis cæcaux s'insèrent très haut sur le gros intestin et seraient mieux nommés *replis coliques* inférieurs et supérieurs et la fosse qu'ils déterminent rétro-colique.

Le *mésentère* lui-même est très variable. Nous l'avons trouvé sur le psoas d'une hauteur de 10 et 11^{cm} dans nos observations n°s XXIX et XXXIII. Dans l'observation XVII il n'existait pas, l'iléon était appliqué sans interposition de méso sur le psoas, Le plus souvent il avait, au niveau du cæcum, de 1 à 3 ou 4 centimètres de hauteur.

Le *repli iléo-appendiculaire* s'insère le plus souvent, non sur l'appendice, mais sur le méso-appendice. Nous avons à maintes reprises vérifié à ce sujet l'opinion de Jonnesco, corroborée par MM. Tuffier et Jeanne (2). Notons qu'il existe presque toujours. De même le *repli iléo-cæcal supérieur* est très souvent, le plus souvent même, *mésentérico-colique,* souvent *iléo-colique* et très rarement *iléo-cæcal* à proprement parler (3).

---

(1) V. figure observation V.

(2) V. Jonnesco. *Loc. cit.*

(3) En effet, le repli iléo-cæcal partant de la face supéro-antérieure de l'iléon se porte sur le gros intestin. La partie qu'elle rencontre est le plus souvent située au-dessus de l'orifice de l'iléon dans le cæcum, ce n'est donc plus le cæcum, mais le côlon.

On comprend combien la coexistence de plusieurs de ces anomalies sur le même sujet peut arriver à donner à telle ou telle fosse iliaque une physionomie étrange et embrouillée. On pourrait s'en convaincre en lisant nos observations.

Ce résumé très rapide de nos recherches anatomiques montre comme il est difficile en un pareil sujet de dire le point où l'on sort de l'anomalie congénitale pour entrer dans le domaine de l'anomalie acquise ou pathologique (V. Obs. XXIX.)

ÉTUDE ANATOMO-PATHOLOGIQUE

Nous avons vu que dans leurs recherches basées sur 146 autopsies, MM. Tuffier et Jeanne ont trouvé 47 fois seulement le péritoine péri-appendiculaire non pathologique ; que, d'autre part, Byron-Robinson constate, dans 45 pour 100 des cas, l'existence d'adhérences péri-appendiculaires.

Sur 60 autopsies quelconques, prises au hasard, nous avons 22 fois conclu à de la péri-appendicite. Dix-huit fois elle nous a paru nette et incontestable. Les 4 autres observations peuvent être discutées. Notons que dans ce chiffre nous ne comprenons pas les cas d'irrégularité simple de la séreuse péri-cæcale et appendiculaire, explicable par une ou des anomalies anatomiques congénitales, mais seulement ceux où, nettement, il s'agissait d'adhérences pathologiques indiscutables.

En étudiant nos observations on peut constater que : 13 fois l'oblitération partielle ou totale de la cavité appendiculaire coexistait avec la péri-appendicite. 15 fois alors qu'il n'y avait aucune lésion péritonéale nous avons constaté l'oblitération de l'appendice ou des lésions d'endo-appendicite.

Nous pouvons dire que sur 60 autopsies nous avons trouvé 35 fois des lésions appendiculaires *macroscopiques*.

Nous pouvons donc étudier :

1° Les cas où il y avait péri-appendicite seule ou coexistant avec de l'endo-appendicite :

2° Les cas où il n'existait que de l'endo-appendicite.

Péri-appendicites. — Actuellement il semble bien que ce que connaît, diagnostique et traite la clinique médico-chirurgicale soit presque exclusivement la péri-appendicite. L'appendicite proprement dite n'est guère jamais diagnostiquée (à part certains cas d'appendicite gangreneuse) que sur les symptômes de la péri-appendicite qui l'accompagne dans les cas graves. Le tableau classique symptomatique de l'affection appendiculaire appartient plus à la réaction péritonéale péri-appendiculaire qu'à l'appendicite pariétale.

Aussi lorsque l'on opère on trouve dans la plupart des cas courants, des adhérences péri-appendiculaires, péri-cæcales parfois très abondantes. Si le malade ne succombe pas à son affection ces adhérences s'organisent et si l'on vient à l'opérer à froid, on retrouve l'appendice entouré de replis, de brides cicatricielles. *Renvers* (1) ayant pratiqué l'autopsie de 13 sujets chez qui l'appendicite avait spontanément guéri a trouvé les appendices atrophiés et rétractés.

Si l'on songe avec quelle facilité le péritoine répare

____

(1) Cité dans Traité de méd. de Brouardel et Gilbert (art. Appendicite de M. Gaillard).

ses lésions inflammatoires dans certains cas de péri-salpin-
gite, de péri-métrite il faut même admettre que souvent
il peut ne pas rester grand'chose autour de l'appendice
d'une inflammation péritonéale même violente.

Parfois, au contraire, il reste des gâteaux péri-appendiculaires, des agglomérats qui persistent parfois long-
temps et peuvent même donner lieu à des symptômes
dyspeptiques (1).

Les appendicites aiguës guéries laissent donc des
lésions péri-appendiculaires.

D'autre part les appendicites chroniques présentent
des lésions péri-appendiculaires décrites par Sonnenburg.

Telles sont les origines connues des adhérences péri-
appendiculaires.

Ce sont ces mêmes lésions que nous avons observées
à l'autopsie et que nous allons décrire.

Les *adhérences péri-appendiculaires* sont parfois très
nettes. Ce sont des tractus fibreux, irréguliers, enfouissant
quelquefois complètement l'appendice, parfois en laissant
libre une portion. Il arrive qu'elles se détachent et se
dissocient facilement sous le doigt, alors que, dans d'autres cas, il faut employer le bistouri pour retrouver au-
dessous d'elles l'appendice.

Dans certaines de nos observations elles étaient minces,
fines, laissant à l'appendice sa forme normale et un aspect
peu modifié, ce n'est qu'en regardant de près que l'on se

______

(1) V. Doyen. Les agglomérations iléo-cæcales péri-appendiculaires.
Revue crit. de méd. et de chirurg., 1900. — 3 observations, 2 opérées,
7 ans et 6 ans après l'appendicite.

rendait compte des irrégularités et des épaississements de la séreuse.

Le plus souvent elles unissent l'appendice au mésentère, au péritoine de la face iliaque, à la face postérieure du cæcum, au péritoine pré-psoas. Quand, en même temps qu'elles, existent des adhérences péri-cæcales, ce qui est la règle, on peut ne plus apercevoir l'appendice enfoui au-dessous du cæcum ou de l'iléon. Nos observations IV, XLIII, L et LVIII par exemple, montrent des adhérences appendiculaires d'aspect divers.

Parfois les lésions péritonéales peuvent être limitées en un point de la longueur de l'organe et laisser libre le reste. C'est au niveau d'un rétrécissement du calibre de l'appendice, ou d'une oblitération que l'on constate la présence de tractus fibreux nets, tranchants sur le péritoine normal. Dans l'observation XXXI, l'appendice adhérait au mésentère et cependant son extrémité était encore pourvue d'un vestige du méso-appendice. Dans l'observation XXXIII l'extrémité de l'organe était libre alors que son premier tiers était enveloppé d'adhérences.

Dans l'observation LVIII des tractus fibreux unissaient l'appendice à l'iléon en comblant la fossette iléo-appendiculaire.

Nous n'insisterons pas sur les adhérences récentes (Obs. XXXVIII et LIV).

Il est souvent facile de dire en présence de telle ou telle fosse iliaque si elle est pathologique ou anormale. Les replis péritonéaux anormaux non pathologiques ont un aspect lisse et poli, et sont de coloration normale pareille à celle du péritoine voisin. Les replis formés par des adhérences pathologiques sont irréguliers, blanchâtres, durs au toucher, d'aspect fibreux.

De nos 22 cas d'adhérences péri-appendiculaires 10 fois l'appendice était retro-cæcal, 9 fois il reposait sur la fosse iliaque ou sur le psoas. 3 fois il était pelvien.

Le plus souvent atteint était donc l'appendice rétro-cæcal, il adhérait soit au cæcum, soit aux replis cæcaux, soit à la fosse iliaque.

M. Byron-Robinson prétend que l'appendice situé sur le psoas est très souvent entouré d'adhérences. Nos observations semblent confirmer cette opinion.

Quelquefois il y a, sans adhérences proprement dites, une simple altération de la séreuse péri-appendiculaire. On trouve parfois le méso-appendice irrégulier, parcouru par des replis fibreux qui n'existent jamais à l'état normal; parfois deux points éloignés du méso sont réunis par des fibres qui le forcent à se plisser. Dans notre observation XXXV c'est l'appendice lui-même qui est courbé en deux par la présence de tractus pathologiques.

Dans notre observation VIII, l'appendice se trouve immobilisé contre la paroi postérieure du cæcum un peu à droite, par des adhérences, d'autre part il y a une anomalie curieuse du méso-iléon (V. l'observation) qui semble bien congénitale et non acquise; que conclure? Il nous a semblé que les adhérences péri-appendiculaires étaient bien pathologiques, mais nous n'osons pas être affirmatifs.

Dans nos observations XIV, XV, XLV, l'appendice

est mobile, n'est pas déformé, le méso est irrégulier, son insertion est anormale et se fait par des tractus fibreux, l'aspect du méso est cicatriciel. De ces quatre cas douteux trois coïncidaient avec de la ptose viscérale, colique et rénale, aussi croyons-nous qu'il faut attribuer à cela l'aspect pathologique de certains ligaments. MM. Tuffier et Jeanne admettent en effet que certaines adhérences sont de cause mécanique « telles celles que peuvent produire les hernies, les ptoses à cause de la migration incessante de l'intestin et des tiraillements exercés sur les replis qui l'attachent ».

Nous avons trouvé de la ptose viscérale dans nos observations VIII, XV, XVI, XVII, XLIII, XLV. Dans les observations XVI, XVII et XLIII les adhérences sont tellement abondantes qu'il est impossible de les rattacher à cette seule cause, elles nous paraissent certainement dues à une inflammation appendiculaire.

Dans l'observation XXXIX il y avait de l'ascite, l'examen histologique montrait des lésions d'appendicite chronique.

L'état de la cavité de l'appendice adhérent est très variable. Six fois il était complètement oblitéré d'une extrémité à l'autre. 7 fois il y avait oblitération d'une longueur plus ou moins grande près de son extrémité libre, 8 fois la cavité était perméable.

Nous avons vu que, pour MM. Letulle et Weinberg, l'oblitération appendiculaire est certainement inflammatoire. Dans treize cas nous avions une cicatrice appendiculaire et une cicatrice péri–appendiculaire. Nous avions bien certainement ici une trace d'ancienne inflammation appendiculaire indiscutable. Dans plusieurs cas elle est même appuyée par l'examen histologique (1).

Dans sept cas l'appendice adhérent était perméable (2). Nous devons admettre qu'ici il y a eu appendicite aiguë, subaiguë ou chronique, mais que l'inflammation a plus atteint la séreuse et la paroi de l'appendice que sa muqueuse. Il y a eu péri-appendicite à début cavitaire, mais l'endo-appendicite est macroscopiquement impossible à constater, alors que le péritoine a organisé des adhérences défensives nettes. Dans trois de ces cas nous avons pu pratiquer l'examen histologique. Tous les trois nous ont montré des lésions d'appendicite chronique pariétale (Obs. XLIII). Dans les observations XLV et XXXVIII nous avions même une infiltration leucocytaire, il semblait qu'il y eût là une poussée d'inflammation subaiguë. Dans l'observation XXXVIII les adhérences étaient récentes.

Dans l'observation XLVIII nous pouvions constater sur les coupes, en même temps que la réalité des adhérences cicatricielles, de l'appendicite chronique banale, et une typhlite tuberculeuse (3). Faut-il attribuer les adhérences péri-appendiculo-cæcales au cæcum, c'est probable.

Dans 3 cas nous avons donc rattaché les lésions péritonéales à de la ptose viscérale.

---

(1) Observat. IV, XVI, XVII, XXX, XXXVIII, XXXIX, L.

(2) Observat. XV, XXXIII, XLIII, XLV, LVIII, XXXV, XLVIII.

(3) V. l'observat. intéressante parce qu'il y avait une sténose tuberculeuse du cæcum.

Dans 1 cas il y avait de l'appendicite chronique et de l'ascite.

Dans 1 cas de la tuberculose cæcale.

Dans 1 cas de la tuberculose péritonéale aiguë.

Dans 12 cas nous n'avons pu songer qu'à une inflammation d'origine appendiculaire cicatrisée.

Cette fréquence peut sembler extrême si l'on ne songe pas combien sont fréquentes les lésions de la muqueuse appendiculaire. Pour qui a lu les études de MM. Letulle et Weinberg, il semblerait plutôt étonnant de n'en pas trouver davantage.

L'appendice absolument sain est très rare et si le péritoine peri-appendiculaire devait porter la trace de toutes les inflammations appendiculaires, il ne serait jamais indemne.

Endo-appendicites. — *Macroscopiquement* même la cavité appendiculaire est lésée souvent.

Sur *trente-huit* appendices extérieurement sains, non entourés d'adhérences, nous avons trouvé *treize fois* la cavité rétrécie ou obturée.

Dans trois cas elle était rétrécie (Obs. II, XVIII, XXIV).

Trois fois il y avait oblitération partielle (Obs. XII, XIII, XXXII).

Sept fois oblitération totale de toute la longueur de l'organe (Obs. V, VI, X, XXVI, XXVII, XIX, XLVI).

Le mécanisme de l'oblitération décrit par MM. Letulle et Weinberg est celui que nous avons toujours constaté. Placard cicatriciel central remplaçant la muqueuse tout entière disparue. Quelquefois une ligne, au milieu de la

plaque conjonctive, indique que là était l'ancienne cavité
intestinale.

Nous avons été surpris de constater tant de lésions
appendiculaires sans que le péritoine ait été lésé.

Parmi ces oblitérations, la plupart sont certainement
inflammatoires, le microscope semble même dire toutes.
Il y a eu endo-appendicite grave, puisque toute la muqueuse a dû être ulcérée pour donner lieu à une oblitération aussi complète.

Il est même peu probable que cette ulcération se soit
effectuée sans péri-appendicite, mais elle a été peu intense.
Pour expliquer sa disparition, il faut se rappeler avec
quelle facilité se répare le péritoine, avec quelle rapidité
disparaissent les gâteaux d'adhérences constatés dans l'appendicite chirurgicale, dans les péri-salpingites, etc. L'absence de lésions péritonéales ne peut pas nous faire rejeter
l'hypothèse de l'origine pathologique de ces oblitérations.

Cependant, plusieurs fois nous avons constaté que
l'oblitération de la cavité appendiculaire coexistait avec
des anomalies péritonéales d'ordre purement anatomique,
avec des irrégularités probablement congénitales et non
pathologiques (appendices sous-péritonéaux par exemple).
L'oblitération de la cavité appendiculaire est-elle aussi une
anomalie congénitale ? Ces situations exceptionnelles de
l'appendice ne peuvent-elles plutôt, semble-t-il, rendre
plus faciles son inflammation et son oblitération ? Et comme
nous le disions au début, ne semble-t-il pas plus rationnel
d'expliquer l'oblitération de l'appendice par des inflammations successives que par un mécanisme inconnu d'évo-

lution régressive ? Les conclusions des études histologiques de MM. Letulle et Weinberg sont si frappantes et si précises qu'il semble bien que nous puissions considérer ces appendices comme pathologiques. Même en les laissant de côté nos observations n'en contribuent pas moins à prouver que les endo-appendicites sont extrêmement fréquentes.

Rien d'étonnant à ce que dans ce nombre les unes soient plus graves et amènent la suppression physiologique complète de l'appendice, à ce que les autres moins sérieuses ne soient possibles à constater qu'au microscope.

Les examens histologiques que nous avons pratiqués contribuent à établir leur indiscutable fréquence. Les altérations des follicules clos, la sclérose de la sous-muqueuse, les altérations vasculaires se sont constamment retrouvées sur nos coupes.

Si nous nous rappelons que MM. Letulle et Weinberg ont toujours trouvé sur les appendices enflammés d'une façon aiguë « la préexistence de lésions chroniques, aux manifestations récentes, cause de l'intervention opératoire » qu'ils affirment que « toute appendicite aiguë, chirurgicalement constatée est toujours secondaire » si nous rapprochons de ce fait que pour eux « l'appendicite aiguë, la plus minime, est par le fait même de la contexture de l'organe compliquée de péri-lymphantique centrifuge », il semble que nous n'ayons plus qu'un pas à faire pour trouver, presque démontrée, l'origine des adhérences péri-appendiculaires.

Dans le cours d'une appendicite chronique survient

une poussée aiguë, plus ou moins intense, accompagnée de péri-lymphangite, donc d'organisation défensive du péritoine.

Si la poussée aiguë est bénigne, les adhérences protègent suffisamment l'organe et à l'autopsie on retrouve des lésions comme celles que nous avons observées. Ces poussées aiguës peuvent être réitérées puisque l'appendice, chroniquement atteint, est tout disposé aux inflammations aiguës.

Les adhérences deviennent de plus en plus importantes et nous constatons, à l'autopsie, soit une appendicite chronique simple, sans lésions péritonéales nettes actuellement constatables, soit un appendice entouré d'un péritoine légèrement atteint : petites brides fibreuses sur le méso, en un seul point de la longueur de l'organe, adhérences peu nombreuses. Dans d'autres cas la péri-appendicite est très nette, l'appendice enfoui, disparu sous les brides cicatricielles et dans ces cas il faut admettre soit des poussées inflammatoires aiguës répétées, soit une seule poussée, mais violente, d'appendicite chirurgicale, guérie après avoir été traitée comme affection intestinale banale et dont l'autopsie nous montre les vestiges. Il semble difficile de faire entre ces deux sortes d'appendicite productrices d'adhérences un diagnostic nécropsique sérieux.

Dans deux de nos observations IV et XXXVIII, l'examen histologique nous a montré une inflammation aiguë ou subaiguë de l'appendice chez des sujets qui n'avaient présenté aucun signe d'appendicite aiguë. L'un est mort de broncho-pneumonie, l'autre de congestion pulmonaire. Tous deux avaient des lésions macroscopiques et microscopiques d'appendicite chronique. Nous surprenons, semble-t-il, sur le fait dans ces deux cas la poussée subaiguë bénigne dont nous parlons.

Les adhérences péri-appendiculaires ne sont donc pas pour nous le résultat certain d'une inflammation aiguë, de l'affection cliniquement connue sous le nom d'appendicite. De ce que nous trouvons à l'autopsie nombre d'appendices anciennement malades et cicatrisés sur des sujets non choisis et morts d'affections banales, nous ne croirons pas à un aussi grand nombre d'anciennes appendicites graves guéries et nous ne conclurons pas à la bénignité des formes cliniques de l'appendicite actuellement connues.

La conclusion de notre étude et de nos examens, c'est qu'il existe très fréquemment sur le cadavre des lésions appendiculaires qui n'ont pas été constatées sur le vivant, dont on ne semble pas connaître les symptômes. A côté de l'appendicite vraie chirurgicale, il doit certainement y avoir des formes très fréquentes d'appendicite, plus ou moins graves, dont on constate à l'autopsie seulement l'existence et la forme anatomo-pathologique.

CONCLUSION

Ainsi, sur 6o appendices examinés 35 portaient des altérations macroscopiques. Allons-nous donc conclure que sur 6o individus pris au hasard 35 ont eu ou auront de l'appendicite? Certes non, si l'on entend une appendicite aiguë chirurgicale, mais certainement oui, si l'on considère qu'il existe nettement, bien établies par MM. Letulle et Weinberg, indiquées par MM. Tuffier et Jeanne des appendicites diverses, chroniques ou sub-aiguës, qui, tout comme les appendicites plus graves, peuvent être constatées à l'autopsie si elles ne le sont pas cliniquement.

L'appendicite chronique paraît aujourd'hui bien admise par les auteurs. Elle semble bien avoir son importance si l'on en juge par les différentes études publiées dans ces dernières années par MM. Talamon, Walther, Montais, A. Rastouil, Brun, Ewald, etc... Constatée d'abord à l'autopsie anatomiquement, on cherche aujourd'hui à déterminer si son existence est cliniquement appréciable et la réponse pourrait être affirmative si l'on en croit les conclusions de M. Longuet qui admet la réalité de la dyspepsie appendiculaire (1).

Entre la forme d'appendicite aiguë chirurgicale et mortelle à moins d'intervention hâtive, et la forme chronique, il y a certainement tous les intermédiaires, comme le prouvent nos examens, et nous concluons ainsi :

On constate à l'autopsie environ 50 pour 100 d'appendices malades.

Un certain nombre d'appendices (20 pour 100) oblitérés, entourés d'adhérences épaisses, solides, avec parfois atrophie du cæcum, semblent avoir été enflammés très violemment, peut-être s'agit-il d'une appendicite aiguë guérie, traitée jadis comme pérityphlite.

Un certain nombre d'autres cas (25 pour 100) ne présentent que des lésions d'endo-appendicite, dont la symptomatologie est peu connue actuellement encore ; ces appendices sont nettement et macroscopiquement adultérés, quelquefois fonctionnellement supprimés par des oblitérations étendues.

Entre ces deux classes, il nous faut en faire une intermédiaire où nous rangeons les cas où macroscopiquement il semble n'y avoir eu que de la péri-appendicite. Les travaux de MM. Letulle et Weinberg, et MM. Tuffier et Jeanne montrent que nécessairement il faut admettre une lésion cavitaire. Il y a donc eu ici une appendicite chronique avec des poussées pariétales d'inflammation aiguë, insuffisantes pour oblitérer la cavité appendiculaire, suffisantes pour donner une réaction péritonéale qui subsiste.

---

(1) Longuet. *Semaine méd.*, juin 1902.

OBSERVATIONS

Homme, âgé de 77 ans, sujet très gras. A l'ouverture opératoire, les anses intestinales grêles recouvrent complètement le cæcum et l'appendice.

Le *cæcum* est en position haute, prérénale, situé au-dessus de la ligne horizontale passant par l'ombilic ; ligne que son extrémité inférieure vient affleurer : largeur, 6 centimètres ; hauteur, 6 centimètres ; forme et coloration normales.

L'iléon remonte directement en haut et passe derrière le cæcum pour aller s'aboucher sur la face postérieure de l'organe tout près du bord externe. Il est donc recouvert par le cæcum dans l'espace de ses 6 centimètres terminaux.

L'*appendice* est *descendant*. Il se dirige directement en bas en longeant le bord externe de l'iléon terminal, depuis son point d'implantation cæcale, situé à la face postérieure du cæcum, près du bord externe, jusqu'au moment où il se termine sur la face antérieure du psoas.

Ces trois cylindres intestinaux sont ainsi superposés et montent parallèlement, le cæcum est le plus superficiel, au-dessous de lui l'iléon et enfin, légèrement en dehors, l'appendice ; longueur de l'appendice : 12 centimètres. Il est aplati, pas d'étranglement ; calibre régulier et uniforme de 12 millimètres. Son extrémité est irrégulière et dure.

Péritoine péricæcal. — Un repli cæcal supérieur ; méso-appendice graisseux, une fossette iléo-appendiculaire formée par un repli iléo-appendiculaire très développé. Rien d'anormal.

OBSERVATION II

Homme de 86 ans. Le *cæcum* se trouve immédiatement sous la paroi abdominale et se présente dans l'incision classique. Son extrémité supérieure est située sur la ligne des épines iliaques antéro-supérieures. L'extrémité inférieure du cæcum se porte un peu en avant et l'axe de l'organe est dirigé légèrement d'arrière en avant et de dedans en dehors. Le cæcum remplit tout l'angle formé par la crête iliaque et la paroi antérieure de l'abdomen. Son extrémité inférieure arrive au niveau du milieu de l'arcade de Fallope. Il est donc en position iliaque inférieure.

> Hauteur du cæcum. . . . . . 11 centimètres.
> Largeur — . . . . . 10 —
> Capacité — . . . . . 45 — cubes.

Forme et coloration normales.

L'*iléon* s'abouche sur la face interne du cæcum après avoir croisé le psoas iliaque en remontant du petit bassin.

L'*appendice* est tout entier pelvien, il descend sur le bord externe de la portion terminale de l'iléon et parallèlement à elle, puis passe en avant d'elle sur le détroit, pour plonger dans le petit bassin directement d'avant en arrière. Son extrémité est libre. Il est très légèrement sinueux et atteint le plancher pelvien.

> Longueur . . . . 9 centimètres.
> Calibre. . . . . 8 millimètres.

L'appendice est un peu rétréci à 15 millimètres au-dessous de son point d'implantation. A ce niveau, sa lumière semble oblitérée. Un rudiment de valvule de Guerlach.

Le côlon descendant est de diamètre très réduit, ses parois sont épaissies.

Péritoine péricæcal. — Un ligament cæcal supérieur ou externe et un ligament cæcal inférieur ou interne. Les deux ligaments partant des bords de la face postérieure du cæcum convergent l'un vers l'autre et se rejoignent à leur point d'insertion sur le péritoine iliaque. Ils délimitent ainsi très nettement par leurs bords libres l'ouverture d'une fossette rétro-cæcale qui admet facilement un doigt. Le ligament externe est très fort, l'interne est un simple repli péritonéal.

L'appendice est situé entre le ligament interne et la terminaison du mésentère iléal. Le méso-appendice est normal, sauf au niveau du rétrécissement appendiculaire où il présente plusieurs petites brides fibreuses irrégulières.

Examen histologique de l'appendice. — Epaississement de la sous-muqueuse au-dessous de l'épithélium.

Follicules lymphatiques rares, hypertrophie de quelques-uns d'entre eux avec abrasion de la muqueuse à leur niveau (probablement putréfaction).

Appendicite chronique légère.

OBSERVATION III

Homme de 56 ans. Epithélioma de la face.

Cadavre maigre.

Cæcum tout entier situé dans le petit bassin, au-dessus du détroit supérieur. Flanqué à sa gauche par des anses d'intestin grêle ; forme normale. Capacité : 75 centimètres cubes. Son axe est dirigé en bas et en arrière. Muqueuse cæcale saine. Valvule iléo-cæcale normale.

L'iléon remonte du petit bassin pour passer au-dessous du cæcum et s'aboucher sur la face postérieure de celui-ci au niveau du bord interne du psoas.

L'appendice s'implante sur la face postérieure du cæcum, en un point situé à 3 centimètres au-dessous du détroit supérieur. De là il descend directement en bas et en arrière en s'appliquant

contre la paroi pelvienne externe. Il est légèrement sinueux.
Largeur 12 centimètres, diamètre 6 millimètres. Calibre très
irrégulier. Il s'implante sur le cæcum en s'évasant. Son calibre
est à ce niveau de 22 millimètres, puis passe en descendant à 8,
10, 8, 7. L'extrémité terminale est renflée et contient une petite
boulette fécale durcie de la grosseur d'un gros grain de poivre,
la paroi est à ce niveau très amincie. L'appendice est perméable
dans toute sa largeur. Il renferme quelques matières fécales.

Péritoine. La réflexion du péritoine cæcal se fait sur le bord
interne du muscle psoas, en se continuant là avec le mésentère
iléal, le méso appendice s'inserre sur le péritoine pré-psoas
par deux replis limitant entre eux une fossette médiane et de
chaque côté deux fossettes latérales. Pas de traces de lésions péri-
appendiculaires anciennes.

Le rein est descendu. Estomac petit. Le foie est ptosé, son
ligament suspenseur est lâche. Le côlon transverse est aussi en
ptose, sa courbe à concavité supérieure descend à 4 centimètres
au-dessus du pubis. Les angles droit et gauche sont normalement
situés. Tout le côlon descendant est rétréci.

OBSERVATION IV (V. fig. II, p. 119.)

Homme de 66 ans. Cadavre gras. Homme de forte taille.
Broncho-pneumonie.

Cæcum se présente à nu dans la plaie opératoire. Son extrémité dépasse la ligne bi-iliaque antérieure de 3 centimètres. Il
est donc à cheval sur cette ligne en position iliaque moyenne.

Appendice situé en arrière du cæcum dans lequel il s'abouche presque à l'extrémité inférieure de la face interne. De là il
se dirige en dedans et un peu en haut passant en arrière de l'iléon.
Il est aplati, court. Il est appliqué par des adhérences au feuillet
gauche, ici inférieur, du mésentère terminal. Il est dépourvu de
méso, seule son extrémité inférieure est mobile et unie au mé-

sentère par un petit frein péritonéal, reliquat du méso-appendice. Son calibre est irrégulier et passe de haut en bas de 10 à 12 millimètres. Il diminue brusquement à un centimètre de la pointe passant de 12 à 3 millimètres. Cette partie est *absolument oblitérée*. Paroi épaissie. Pas de valvule de Guerlach.

Péritoine. — Le feuillet gauche du mésentère en passant de l'appendice sur l'iléon, forme une fossette inter-iléo-appendiculaire anormale à ouverture supérieure, limitée en haut par un repli passant du cæcum sur l'iléon, en bas par un repli passant de l'appendice sur l'iléon. Le mésentère se continue directement en dehors avec la réflexion du péritoine cæcal sur la fosse iliaque. Pas de fossette rétro-cæcale.

Examen histologique de l'appendice, première coupe au-dessus de l'oblitération.

Ulcération apparente des follicules lymphatiques. Ils sont hypertrophiés et aplatis sous la muqueuse.

Infiltration leucocytaire de tout le chorion et des régions interglandulaires. Traînées lymphangitiques dans la sous-muqueuse.

Épaississement de la séreuse et adhérences.

Deuxième coupe au niveau de l'oblitération.

Plaque cicatricielle centrale radiée avec fente représentant l'ancienne cavité intestinale complètement oblitérée.

Un placard d'infiltration cellulaire.

Conclusion. Appendicite chronique avec poussée d'inflammation subaiguë.

Observation V (V. fig. II, page 119.)

Femme de 61 ans.

Le *cæcum* surplombe le petit bassin après avoir suivi l'arcade crurale jusqu'à son tiers inférieur. Position iliaque inférieure, mi-iliaque, mi-pelvienne. Il est incurvé sur sa face postérieure plus courte que l'antérieure. Capacité 110 centimètres cubes. Circonférence 20 centimètres. Muqueuse normale.

L'*iléon* s'abouche dans le cæcum sur la face interne près du bord postérieur de cette face.

L'*appendice* s'implante sur ce bord à 2 centimètres au-dessus de l'extrémité inférieure de l'organe. De là, il se porte en haut, en dehors, en passant en arrière du cæcum et croisant sa face postérieure, vers l'épine iliaque antéro-supérieure. Il est légèrement recourbé en S.

Il entre en contact dans ce trajet rétro-cæcal, avec le bord externe de l'ovaire droit, entouré de la trompe et situé sur la margelle du petit bassin.

Longueur d'appendice, $8^{cm},5$.

Diamètre extérieur, 4 millimètres.

L'appendice est complètement oblitéré dans toute sa largeur. Sur des coupes, au microscope, on ne voit pas trace de la cavité intestinale.

Malgré cela le péritoine iléo-cæcal est sain. Fossette iléo-appendiculaire normale, le ligament iléo-appendiculaire se jette sur le méso-appendice comme cela arrive souvent et il se continue aussi avec la séreuse de la fosse iliaque par une faux péritonéale divisée à sa terminaison en 2 replis limitant entre eux une fossette médiane et de chaque côté deux fossettes latérales. C'est dans la fossette médiane que se trouvent l'ovaire et la trompe droite. Cette faux péritonéale réprésente la ligne de rencontre du mésentère terminal (feuillet inférieur) avec le feuillet droit du méso-côlon ascendant ici très développé, les 18 premiers centimètres du côlon ascendant sont mobiles.

C'est une variété du repli de Tuffier et Jeanne.

Pas d'anomalies pathologiques de la séreuse. Méso-appendice graisseux.

Probablement endo-appendicite ancienne.

Observation VI

H... Bataille, 53 ans.

Mort de tuberculose pulmonaire. Liquide jaunâtre, sale, dans le péritoine, pas de granulations ; foie gras, un peu ptosé.

Cæcum en position iliaque supérieure, son extrémité inférieure affleure la ligne bi-iliaque antérieure.

Hauteur du cæcum, 8 centimètres.

Capacité, 75 centimètres cubes.

Muqueuse saine.

L'*iléon* s'abouche sur le milieu de la face postérieure du cæcum. Sa portion terminale est recouverte par la moitié interne de cette face postérieure.

Muqueuse rougeâtre et congestionnée.

L'*appendice* très court, 3^{cm},5, s'implante sur la face postérieure du cæcum à 1 centimètre et demi de son extrémité inférieure et remonte directement en haut, situé entre le flanc droit du cæcum et la fosse iliaque. La cavité appendiculaire est très réduite, oblitérée au-dessus de l'extrémité libre, la paroi hyperplasiée. Elle a jusqu'à 2 millimètres d'épaisseur en un point, le diamètre de l'appendicite passe de 3 centimètres à son origine, à 4 centimètres près de sa terminaison.

Ligament et fossette iléo-appendiculaire, l'insertion iléale du ligament est très longue, 4^{cm},5. L'insertion inférieure se fait sur le méso-appendice. Celui-ci est très court, son bord libre a seulement 8 millimètres de longueur, l'appendice est donc peu mobile. Son insertion fixe se fait sur le mésentère et le péritoine prépsoas, pas de tractus courts, irrégulièrement distribués, anormaux. Du méso-appendice et du repli iléo-cæcal se portent sur la face iliaque un grand nombre de replis péritonéaux ; ils déterminent entre eux des fossettes anormales. Le plus externe de ces replis est plus prononcé et embrasse dans sa concavité antérieure la face postéro-externe du cæcum. Le plus interne est descendant et présente une ébauche du ligament cæco-iliaque normal dans les cas où l'appendice remonte le long du flanc droit du cæcum.

Ces anomalies ne semblent pas pathologiques, sans qu'il soit possible de l'affirmer.

Sur les coupes histologiques, oblitération absolue avec placard cicatriciel, disparition de toute la muqueuse.

OBSERVATION VII

Femme Becker, 56 ans.

Cadavre maigre.

Cæcum en position iliaque inférieure. Il remplit toute la partie externe de la fosse iliaque, sous le sinus iléo-abdominal. Son extrémité inférieure s'arrête exactement sur le détroit supérieur, elle recouvre le bord interne du psoas dans toute sa moitié inférieure jusqu'à l'arcade crurale.

Largeur du cæcum, 6 centimètres.

Longueur du cæcum, 4 centimètres.

L'*iléon* se jette sur la face postérieure du cæcum, près du bord interne.

L'*appendice* s'implante sur l'angle inféro-interne. Le point d'origine de l'appendice correspond au milieu du bord interne du psoas. De là l'appendice *descend* directemement dans le petit bassin en se portant en arrière, puis en bas, et va se pelotonner sous le bord interne du psoas, sur la face latérale externe de la paroi pelvienne. Il recouvre là, presque complètement, le pavillon de la trompe droite appliquée sur l'extrémité externe de l'ovaire.

Longueur de l'appendice, 14 centimètres.

Appendice en massue. Diamètre extérieur 4 millimètres à son origine, 10 millimètres à sa terminaison. Son calibre passe de 10 puis 12 millimètres à 16 puis 21. Il est rempli dans toute sa longueur de matières fécales demi-molles, coloration jaune grisâtre.

Pas d'oblitération.

Muqueuse paraît saine.

Une belle valvule de Guerlach.

Péritoine sain. Une fossette iléo-cæcale normale. Méso appendice normal mais court et forçant l'appendice à s'enrouler sur lui-même. Du point d'implantation de ce méso sur le mésentère part un petit ligament qui va se jeter sur l'ovaire.

Le côlon ascendant est pourvu d'un méso sur une hauteur de 14 centimètres.

Pas de traces d'inflammation ancienne.

Observation VIII

Homme de 77 ans.

Épithélioma prostatique, cystite purulente.

Cadavre un peu maigre, pas cachectique.

Dans la plaie opératoire se montrent le grand épiploon et des anses grêles. Le tablier épiploïque recouvre tout l'intestin. En le relevant on aperçoit le *cæcum* haut situé en *position iliaque supérieure*. Son cul-de-sac est à un centimètre au-dessus de la ligne bi-iliaque antéro-supérieure. Forme conique : largeur 12 centimètres, hauteur 10 centimètres. Il est gorgé de matières fécales et de gaz.

L'*iléon* remonte du petit bassin, croise le psoas et passe en arrière du cæcum pour s'aboucher à la face postérieure de l'organe.

L'*appendice* long de 12 centimètres s'implante sur cette face postérieure à 2^{cm},5 en dehors de l'iléon et sur la même ligne horizontale correspondant à la crête iliaque postérieure. Il remonte directement en haut, en arrière et un peu en dehors du cæcum, puis il se recourbe pour se diriger en dehors et en bas. Le point culminant de cette direction est à 2 centimètres au-dessous de l'insertion, sur le côlon ascendant, du ligament hépato-colique (l'angle colique droit est un peu descendu et le cæcum haut situé). Celui-ci envoie un petit prolongement sur l'angle que forme l'appendice. De son extrémité cæcale jusqu'à ce point, l'appendice est contenu dans le feuillet droit du mésocôlon. L'extrémité terminale de l'appendice est à 2 centimètres du bord postérieur du foie.

Péritoine. — Complètement anormal. L'extrémité gauche du mésentère se continue avec le péritoine cæcal, non pas au niveau de l'angle iléo-cæcal, mais au-dessus. Le mésentère forme ainsi un repli qui se porte directement sur le côlon ascendant à 4 centimètres au-dessus de l'angle iléo-cæcal. Ce repli a 8 centimètres de hauteur. C'est sous son *feuillet inférieur* représentant le feuillet *gauche* de mésentère que nous trouvons l'iléon appliqué sans interposition de péritoine sur le muscle psoas, l'uretère très dilaté et les vaisseaux iliaques. Pendant 3 centimètres la face antérieure seule de l'iléon est recouverte du péritoine. Dans la fosse iliaque il se relève un peu et possède un court méso de 1 centimètre de hauteur fourni par le péritoine de la fosse qui forme une faux péritonéale représentant ici le repli cæcal inférieur. En dedans du point d'implantation de l'appendice on voit partir un repli similaire qui, laissant l'appendice à droite de lui et en haut, l'iléon à gauche, se porte sur le péritoine iliaque en dehors vers la crête iliaque. Il représente le ligament cæcal supérieur ou droit et ressemble absolument à la disposition décrite par MM. Tuffier et Jeanne dans les cas où l'appendice se trouve remonter en dehors du cæcum.

Les 2 replis que nous venons de décrire déterminent et limitent une force rétro-cæcale.

Ces anomalies sont-elles dues à des adhérences pathologiques ? La séreuse qui les constitue paraît absolument normale. Il est impossible d'être affirmatif dans un sens ou dans l'autre.

Un mésocôlon ascendant existe jusqu'à l'extrémité supérieure du rein droit, il n'a que 5 centimètres de hauteur.

L'extrémité inférieure du rein droit atteint la crête iliaque. Le point d'abouchement de l'iléon dans le cæcum repose donc sur sa face antérieure. L'appendice remonte le long de son bord externe.

Ptose du côlon transverse qui est en forme de V, la branche descendante du V colique est reliée au côlon ascendant par des adhérences assez solides.

Observation IX

Homme, 78 ans. Epithélioma de la face. Cadavre maigre.

Le *cæcum* se montre dans la plaie opératoire, hauteur, 6 centimètres ; capacité, 110 centimètres cubes ; largeur, 6 centimètres.

Forme normale.

Il occupe toute la fosse iliaque inférieure.

Son extrémité inférieure est à 4 centimètres au-dessous de l'épine iliaque. Il s'arrête exactement sur le bord interne du psoas séparé par deux travers de doigts de l'arcade de Fallope.

L'*iléon* aborde le cæcum par sa face interne.

L'*appendice* s'implante sur cette face à un centimètre au-dessous de l'iléon. De là il se porte en dedans, double le détroit supérieur et plonge directement dans le petit bassin, parallèle à l'iléon qui en remonte et appliqué contre lui. Il est mobile.

Longueur, 7^{cm}, 5. Calibre à peu près uniforme de 13 millimètres.

Sa cavité complètement perméable renferme des matières fécales demi-molles. Un repli de Guerlach insignifiant.

Péritoine. — Il n'entoure que l'extrémité toute inférieure du cæcum. La réflexion de la séreuse cæcale postérieure sur la fosse iliaque se fait sur le milieu du psoas. Elle forme en dehors un ligament cæcal supérieur bien développé et dirigé directement de dedans en dehors. Il n'y a pas de repli cæcal inférieur.

Le péritoine de réflexion se continue directement avec le *méso-appendice.* Celui-ci est *anormal.* Son insertion fixe est très longue, elle commence sur le cæcum mais se fait presque entièrement sur le péritoine prépsoas et même plus en dedans suivant une ligne horizontale et transversale qui suit le détroit supérieur jusqu'à un centimètre de la ligne médiane. Elle se confond en ce point avec l'insertion du mésentère. Entre le méso-appendice en avant et le mésentère en arrière, se trouve ainsi formée une fossette fusiforme à grand axe horizontal dont le fond est formé par le péritoine prépsoas. — Un repli iléo-appendiculaire peu développé à insertion appendiculaire détermine une petite fossette.

Pas de mésocôlon ascendant. Un repli pariéto-colique externe formant avec le repli cæcal supérieur une fossette latérale profonde.

OBSERVATION X

Femme de 64 ans. — Artério-sclérose. Hémorragie du péricarde.

Cadavre extrêmement gras. La couche adipeuse a sur l'abdomen 6 centimètres d'épaisseur. Ventre trilobé, hernie graisseuse et épiplocèle ombilicaux.

Cæcum, en position iliaque moyenne. Il est très distendu par les gaz. Il remplit la fosse iliaque. Son bord interne atteint la ligne médiane. Axe obliquement dirigé en bas et en dedans. Son extrémité inférieure surplombe le petit bassin en dedans. Circonférence, 25 centimètres ; hauteur, 4 centimètres.

L'*iléon* aborde le cæcum par son bord postéro-interne où il arrive en remontant de la cavité pelvienne.

L'*appendice* très mince, fibreux, blanchâtre, s'inserre à l'extrémité cæcale. Il se dirige directement en bas et va adhérer par des tractus fibreux à la demi-circonférence supérieure de l'anneau crural. L'anneau renferme une hernie graisseuse. L'appendice est transformé en cordon fibreux, il est complètement oblitéré, sans trace aucune de cavité intra-appendiculaire. Longueur, 9^{cm} 5 ; diamètre extérieur, 6 millimètres.

Péritoine. — L'appendice est *rétro-péritonéal*, il soulève le péritoine de la fosse iliaque en formant un repli verticalement dirigé qui divise la fosse iliaque en une loge interne et une loge externe. La base de ce repli suit le bord du psoas. De ses deux feuillets : l'un, *interne*, se continue en haut avec le mésentère terminal sous l'angle iléo-cæcal, en dedans avec le péritoine prépsoas ; un externe, qui se continue en dehors avec le péritoine de la fosse iliaque, en haut avec la réflexion du péritoine cæcal postérieur sur cette fosse.

De la face antérieure de l'iléon part un large repli graisseux qui, s'insérant aussi sur le cæcum, se porte sur le feuillet gauche du méso-appendice où il se termine. Il recouvre une vaste fossette « inter-mésentérico-cæcale ». Il représente exactement un repli iléo-appendiculaire très normal comme insertions.

Nous assistons ici à la première étape de la transformation morphologique du méso-appendice. Il est simplement constitué par un repli péritonéal encore adhérent par toute sa base. De là résulte que le cæcum ici est lui aussi pourvu d'un méso et qu'il est impossible de faire avec la main le tour de son cul-de-sac.

Cet appendice enflammé et abcédé aurait donné lieu forcément à une suppuration rétro-péritonéale.

Le côlon initial se porte presque horizontalement à droite, puis se repliant et devenant parallèle à cette première direction, il s'infléchit peu à peu pour se diriger en écharpe vers l'hypocondre *gauche*.

Le côlon ascendant n'existe pour ainsi dire pas.

L'angle colique droit est à 6 centimètres au-dessous de la face inférieure du foie, sous la paroi abdominale antérieure. Il est donc très abaissé. Il est pourvu d'un méso court.

Examen histologique. — Un placard cicatriciel central, montrant une fente en son milieu.

Les vaisseaux de la sous-muqueuse ont des parois très épaissies.

Méso-appendice épais, riche en fibres musculaires se continuant directement avec la couche musculaire externe de l'appendice.

OBSERVATION XI

Femme de 71 ans, mal de Pott, paraplégie spasmodique, tuberculose pulmonaire. Cadavre très maigre.

Le *cæcum* apparaît dans l'incision opératoire. Forme normale, il contient des gaz et quelques matières. Axe dirigé verticalement de haut en bas. Circonférence = 21 centimètres, hauteur = 4 centimètres.

Il est en situation iliaque inférieure. Son extrémité déborde la ligne du détroit supérieur d'un centimètre.

L'iléon remonte directement du petit bassin et d'arrière en avant, croise le bord interne du psoas et vient s'éboucher dans le cæcum face interne. Calibre normal.

L'*appendice* est *rétro-iléal*. Il s'implante sur la face postéro-interne du cul-de-sac cæcal. Il est là séparé de l'iléon par $1^{cm},1/2$. Il se recourbe et monte directement en haut et en dedans, parallèlement au bord du psoas et appliqué sur lui. Il s'engage sous l'iléon puis sous le mésentère iléal. Derrière l'iléon il se recourbe en anse et reprend sa direction primitive qui le conduit dans la cavité pelvienne où plonge son extrémité, en rapport avec les anses grêles contenues dans le petit bassin.

Longueur d'appendice $7^{cm},5$. Il est mince et dur. Calibre $7^{mm},5$, puis 10, puis 5 millimètres. Irrégularité due à des épaississements des parois. Cavité appendiculaire libre, oblitérée dans le centimètre terminal.

Le *péritoine* présente à la face postérieure du cæcum une surface dépolie, irrégulière avec fines traînées graisseuses. Il n'y a pas d'adhérences. Mésentère iléal bien développé, $3^{cm},5$ de hauteur sur le psoas. Sa face gauche ou inférieure, en s'appliquant contre la paroi abdominale postérieure, recouvre l'appendice. Le *méso-appendice* présente une très longue insertion mésentérique transversale de 7 centimètres de longueur. Comme son bord libre n'a qu'un centimètre de largeur, l'appendice se trouve fixé ainsi dans sa position et possède une mobilité très réduite. Un petit ligament appendiculo-ovarien, une fossette iléo-appendiculaire classique sous un repli normal. Notons de grosses varicosités sur le mésentère se prolongeant jusque sur la face interne du cæcum.

Le côlon ascendant est pourvu d'un mésocôlon pendant ses

9 centimètres initiaux. Pas de fosse ni de ligaments cæcaux postérieurs.

Adhérences multiples entre la face inférieure du foie et l'estomac. Côlon transverse en V. descend à 5 centimètres du pubis l'estomac ptosé dépasse en bas l'ombilic de deux travers de doigts.

Dilatation du cœur droit, reins congestionnés.

Examen histologique de l'appendice.

Absence de l'épithélium de revêtement au niveau de quelques follicules hypertrophiés due probablement à une putréfaction commençante.

Hypertrophie et atrophie par places des follicules lymphatiques.

Épaississement considérable du tissu conjonctif de la sous-muqueuse.

Pas d'hypertophie des parois musculaires.

Conclusions : Lésions d'inflammation chronique. Appendicite chronique.

OBSERVATION XII

Homme de 85 ans, hypertrophie prostatique, rétention d'urine incomplète.

Le *cæcum* se présente directement sous la paroi, dans la plaie. Son axe est verticalement placé au contraire de celui du côlon initial qui oblique fortement en dehors et en arrière, et se dirige bientôt directement en arrière. Il est en situation iliaque inférieure, contre l'arcade de Fallope. Son ouverture est sur la ligne bi-iliaque antéro-supérieure, son cul-de-sac dépasse en dedans le détroit supérieur de 2 centimètres. Il repose là sur des anses grêles distendues. Forme normale, hauteur = 6 centimètres, circonférence = 23 centimètres. Il contient des gaz.

L'*appendice* s'implante sur la face postérieure du cæcum, près de la face droite. De là il remonte en arrière et à droite de l'organe, puis se recourbe pour se porter directement d'avant en arrière, doublant le repli péritonéal qui ferme en bas et en avant la fosse où s'engage le côlon initial. Longueur de l'appendice = 8 centimètres. Calibre irrégulier. Il renferme dans sa partie moyenne un gros calcul dur. Au-dessous du calcul, l'appendice est comme perdu dans le méso-appendice très graisseux qui l'entoure.

Cette portion terminale est oblitérée, sclérosée, simple cordon fibreux. La partie qui entoure le calcul est atrophiée, très amincie, semblable à une mince feuille de papier. Le calcul pèse un gramme et a la forme d'un gros noyau d'olive long de 3 centimètres. Il se ramollit dans l'alcool et se montre constitué de matières fécales durcies et stratifiées en couches successives. Au niveau du calcul le calibre de l'appendice est de 28 millimètres. Au-dessous, le diamètre de la portion oblitérée est d'à peine 2 millimètres.

Péritoine anormal. Du point d'implantation de l'appendice et en dedans de celui-ci, le séparant de l'iléon, part un ligament solide, adhérant au premier centimètre de l'organe. Il se porte en arrière et s'inserre sur le péritoine iliaque en avant du psoas. Cette insertion se fait par un long repli falciforme dont l'insertion se prolonge sur le muscle jusqu'au niveau de l'arcade crurale. Une bifurcation de ce repli se porte dans la direction de l'épine iliaque antéro-supérieure, créant ainsi sur la fosse iliaque une fossette très ouverte.

Le feuillet interne de ce ligament « cæco-iliaque » se prolonge sur le cæcum et se confond avec le feuillet gauche du mésentère iléal, il forme le fond de la fossette iléo-appendiculaire transformée ici en fossette iléo-cæcale vraie. Le méso-appendice est, lui aussi, anormal. Il ne peut s'insérer sur le mésentère, dont il est séparé par le ligament décrit. Il s'arrête et s'inserre sur le feuillet externe de ce ligament. Cette insertion est très courte. L'appendice est très mobile.

Pas de fossette iléo-cæcale supérieure. Le mésentère n'existe pas au moment où l'iléon passe sur le psoas. L'intestin est dépourvu de péritoine sur sa face postérieure. Au-dessus et au-dessous de cet espace, le mésentère se reforme (1).

La surface péritonéale péricæcale est irrégulière ; les replis sont fibreux non pas lisses comme d'ordinaire.

Pas d'adhérences intestinales, l'intestin paraît sain, le grand épiploon est rétracté sur le gros intestin.

Nombreux calculs dans la vésicule biliaire et dans la vessie.

Ptose de l'angle colique droit.

Examen histologique de l'appendice.

1° Sur une coupe de l'appendice passant au niveau de la dilatation qui renfermait un gros calcul.

Muqueuse. — Putréfiée partout. On voit les squelettes conjonctifs des glandes, dont l'épithélium a disparu. La muscularis mucosæ ne se laisse voir que dans quelques points où elle paraît épaissie. Ailleurs elle est infiltrée par des éléments cellulaires, probablement leucocytaires. Les follicules lymphatiques très aplatis et étalés sous la muqueuse sont presque tous entièrement sous-muqueux. Quelques-uns envoient des prolongements dans la muqueuse. *Sous-muqueuse* amincie à tissu conjonctif dense, comme fibrillaire par places.

Les *couches musculaires* ne présentent pas de lésions notables.

Péritoine. — Légèrement épaissi en certains points, méso normal.

2ᵉ coupe au niveau de l'extrémité oblitérée.

A la place du canal intestinal et de la muqueuse on trouve une cicatrice centrale se continuant directement avec la sous-muqueuse. Celle-ci très appaissie, formée par du tissu conjonctif dense qui ne laisse place qu'en des points très limités à quelques vésicules de tissu adipeux.

---

(1) Notons enfin que l'appendice, lorsque le cæcum est en place, se trouve contenu dans la fosse colique et qu'il est là recouvert par le ligament cæco-iliaque. Il répond au cæcum par l'intermédiaire de ce ligament qui est couché sur lui. L'extrémité appendiculaire est en rapport avec le côlon très postérieur ici et non avec le cæcum.

Deux vaisseaux à parois épaisses dans la sous-muqueuse.

Couches musculaires amincies.

Méso-appendice adipeux, montrant des faisceaux de fibres musculaires lisses et quelques vaisseaux congestionnés.

En résumé appendicite chronique atrophique en un point et oblitération inflammatoire au-dessous.

Observation XIII

Femme de 60 ans, épithélioma utérin.

Dans la plaie opératoire se présente le côlon ascendant. Le *cæcum* est en position sus-pelvienne très basse. Il est dirigé transversalement de droite à gauche *au-dessus de la symphyse pelvienne* et même un peu caché derrière elle. Son fond dépasse *à gauche* cette symphyse de deux travers de doigts. Son ouverture est à deux travers de doigts à droite. Il a 9 centimètres de hauteur. Le grand épiploon épais et graisseux recouvre absolument tous les organes abdominaux. Seul le cæcum est visible et repose *sur lui*. Le grand épiploon le sépare donc de toutes les anses intestinales grêles et comme il atteint ici la symphyse, il le sépare aussi de la vessie.

L'*iléon* arrive du petit bassin, double le bord droit du tablier épiploïque et s'abouche sur la face postérieure du cæcum près du bord inférieur.

L'*appendice* est implanté à 1 centimètre au-dessous de l'iléon sur cette même face. Il se porte de là à droite et en bas, croisant la face antérieure de l'iléon terminal, atteint le bord interne du psoas droit et se recourbe brusquement pour se terminer sur la paroi pelvienne antérieure.

Il a 6 centimètres de longueur, est très grêle, sa grosseur diminue de son extrémité à son bout cæcal. Il est *oblitéré dans toute sa hauteur* sauf dans les 15 millimètres attenant au cæcum. Même dans cette partie les parois sont très épaissies (2 millimètres d'épaisseur). Il n'est pas adhérent.

Péritoine. — Un repli iléo-appendiculaire et la fossette sous-jacente normaux. Le repli s'arrête sur le méso-appendice. Celui-ci est graisseux et étroit. Cæcum complètement entouré par le péritoine. Pas de replis cæcaux postérieurs, mais deux replis s'insérant à 3 centimètres au-dessus du cæcum sur le côlon ascendant et déterminant une fosse rétro-colique.

Le méso-iléon haut de 3^{cm},5 laisse à cet intestin une grande mobilité. Méso-appendice normal, mais étroit et graisseux.

Le côlon transverse très rétréci descend à 3 travers de doigts de la symphyse pubienne. *Le cæcum repose sur lui* par l'intermédiaire du grand épiploon.

Ptose de l'angle droit du côlon.

Extrémité inférieure du rein droit est à 1 centimètre seulement de la crête iliaque postérieure.

Estomac petit rétracté, pylore sténosé.

Examen histologique. — Placard cicatriciel très large, fente linéaire en son milieu, sous-muqueuse large par place, quelques vaisseaux à parois épaisses, couches musculaires normales.

OBSERVATION XIV

Homme de 84 ans.

Cæcum en position haute, iliaque supérieure. Son fond est à 3 centimètres au-dessus de la ligne bi-iliaque antéro-supérieure, un peu au-dessous de la crête iliaque postérieure. Le cæcum est chiffonné, flétri, pas distendu. L'iléon s'abouche à 1^{cm},5 au-dessus de l'appendice sur le bord postéro-interne de l'organe. Hauteur du cæcum, 6 centimètres. Circonférence, 20 centimètres. Capacité, 95 centimètres cubes.

L'appendice long de 5 centimètres descend sur la fosse iliaque. Diamètre extérieur, 5 millimètres, épaississement considérable des parois. Sa lumière est *complètement oblitérée* jusqu'à 1 centimètre de son abouchement dans le cæcum. Pas de repli de Guerlach. Parois du cæcum minces ; valvule iléo-cæcale normale.

Péritoine.— La face postérieure du cæcum est reliée par de fines adhérences irrégulières au péritoine pré-iliaque, elles tapissent le fond de la fosse rétro-cæcale, déterminée par deux replis cæcaux supérieur et inférieur. Le méso-appendice présente une base mésentérique très étendue. Son insertion se prolonge jusque sur le péritoine de la fosse iliaque par de petits tractus irréguliers. Le méso-appendice est graisseux; l'appendice est comme enfoui dans la graisse.

Un large repli iléo-appendiculaire à insertion méso-appendiculaire. Ces insertions déterminent entre ce repli en dedans, l'appendice en dehors, le cul-de-sac cæcal en haut, une petite fossette anormale.

Le méso-iléon terminal est très court ($1^{cm},5$). L'iléon peu mobile.

La portion initiale du côlon ascendant est reliée au commencement du côlon transverse par des adhérences solides. Le grand épiploon est complètement rétracté et représenté seulement par quelques franges graisseuses sur le côlon transverse. Le reste de la cavité péritonéale est normal.

Examen histologique de l'appendice. — Oblitération complète par un placard cicatriciel central, une fente linéaire. Dans un point le placard se continue sur une des coupes avec le tissu conjonctif épaissi de la sous-muqueuse et le tissu conjonctif au-dessous de la couche musculaire interne. Quelques éléments adipeux.

Couche sous-muqueuse très large et très lâche.

Vaisseaux à parois épaissies.

Couches musculaires normales.

Péritoine épaissi légèrement, rien de particulier au méso.

OBSERVATION XV

Femme de 60 ans. Cadavre maigre.

Cæcum. — Hauteur, 4 centimètres. Circonférence, 10 centimètres. Capacité, 85 centimètres cubes. Il renferme des matières et des gaz, peu distendu. Il est en position iliaque inférieure, appliqué dans l'angle iléo-abdominal. Son extrémité inférieure déborde légèrement le bord interne du psoas. Valvule iléo-cæcale normale.

L'iléon vient du petit bassin et s'ouvre dans l'angle inféro-interne du cæcum.

L'appendice s'implante au-dessous de lui sur un point correspondant au bord interne du psoas. Il remonte directement en haut et à gauche d'abord sous-cæcal ($1^m, 5$), puis sous-iléal ($2^m, 1/2$) et sous-colique) ($4^m, 5$). Sa longueur totale est de $8^m, 5$. Couleur blanche, nacrée. — Diamètre extérieur à peu près uniforme de 7 millimètres. Calibre, 10 à 12 millimètres. Épaisseur des parois, 2 millimètres. Pas d'oblitération ni de rétrécissement. Contient quelques matières fécales.

Péritoine. — Deux ligaments cæcaux supérieur et inférieur, malgré qu'ils débutent sur le cæcum, une certaine hauteur du côlon (6 centimètres) est contenue dans la fosse qu'ils déterminent. Cette fosse est très profonde et remonte jusqu'à la crête iliaque postérieure. Elle est cloisonnée par des replis irréguliers. Le péritoine cæcal postérieur est graisseux. Un repli déterminant une fossette iléo cæcale supérieure. Méso-appendice peu épais, mais large. Insertion sur le mésentère par tractus blanchâtres irréguliers se prolongeant sur le mésentère et de là sur l'ovaire droit. Le repli iléo-appendiculaire s'insère sur le méso-appendice, la fossette est normale.

L'angle droit du côlon est abaissé jusqu'à l'extrémité inférieure du rein droit, peu au-dessus de la crête iliaque postérieure. A ce niveau, coarctation très marquée du gros intestin qui n'a pas plus de 2 centimètres de diamètre extérieur. Le côlon ascendant a seulement 8 centimètres de longueur. Côlon transverse en V dont la pointe arrive dans la fosse iliaque gauche, en avant de l'S iliaque. Angle colique gauche normal. Rein droit mobile atteint la crête iliaque.

Observation XVI

Homme de 63 ans. Hémorragie cérébrale. Reins polykystiques. Artério-sclérose. Sujet gras.

Cæcum petit, en forme d'entonnoir au bout duquel est implanté l'appendice. Capacité, 5o centimètres cubes. Largeur,
4 centimètres. Circonférence, 11 centimètres. L'axe est vertical.

Le cæcum est en position *iliaque moyenne*, situé dans l'angle
ilio-abdominal. Son ouverture est sur la ligne bi-iliaque antéro-
supérieure, son extrémité a 3 centimètres du bord du psoas.

. *Appendice* implanté à l'extrémité du cône cæcal. Il double
le détroit supérieur, plonge dans le petit bassin. Il est en rapport
anormal avec une anse iliaque du gros intestin. En effet, celui-ci
après avoir parcouru la fosse iliaque gauche, plonge dans le
bassin, puis remonte sur la ligne médiane, se loge sous l'extrémité inférieure du mésentère iléal (très développé ici), et se
recourbe pour redescendre dans le bassin et former le rectum.
C'est cette portion descendante qui est en rapport avec l'appendice. Celui-ci est gros, contourné en S, enveloppé de graisse.

Il a 6 centimètres de long, un diamètre extérieur de 9 millimètres, calibre 15 millimètres, les parois sont très épaissies.

La lumière intestinale est normale jusqu'à 15 millimètres de la
pointe, là elle disparaît complètement.

L'appendice est fixé au péritoine iliaque par des adhérences
multiples, fines, irrégulières, pathologiques. On peut encore
délimiter son méso, mais déformé par de la graisse, par des
tractus fibreux qui le fixent à la fosse iliaque sur le bord du
psoas. De même le cæcum est relié à la fosse iliaque par de multiples adhérences.

Pas d'autres adhérences abdominales; le grand épiploon est
rétracté sur le côlon.

Estomac normalement situé.

Foie cirrhotique.

Reins polykystiques, énormes.

Examen histologique de l'appendice.

1re *coupe* passant à la partie non oblitérée. Canal appendiculaire rétréci, quelques glandes légèrement dilatées, chorion infiltrée par de petites cellules, ainsi que la muscularis mucosæ sur plusieurs points de son trajet.

Très peu de follicules lymphatiques. Ceux que l'on aperçoit sont étalés et parfois englobés par du tissu conjonctif dense.

La sous-muqueuse très large contient de gros vaisseaux en nombre considérable (dans le voisinage du méso).

Péritoine épaissi par places.

2e *coupe,* passant au niveau de l'oblitération. Placard central cicatriciel, disparition de la muqueuse, la sous-muqueuse est très adipeuse, elle renferme quelqus vaisseaux à parois épaisses qu'on retrouve encore dans le tissu conjonctif qui sépare les deux couches musculaires.

Conclusion. — Appendicite chronique et oblitération. Probablement cicatrice d'ancienne inflammation aiguë.

Observation XVII

Homme de 46 ans. Broncho-pneumonie massive. Cadavre maigre.

Cæcum énorme remplit toute la fosse iliaque. Direction verticale. Parois minces. Il contient des gaz, peu de matières.

Longueur : 8 centimètres. Circonférence : 22 centimètres. Capacité : 60 centimètres cubes. Le cul-de-sac cæcal déborde le détroit supérieur de 2 centimètres.

Appendice petit, mince, dur. Longueur : 4^{cm},5. Diamètre extérieur : 3 à 4 millimètres. Il est oblitéré dans toute sa hauteur. C'est un cordon fibreux ne présentant pas trace de canal intestinal.

Ascendante, sa première moitié adhère intimement à la paroi cæcale postérieure. Sa seconde moitié libre, coudée à angle droit sur la première, se dirige en dehors de gauche à droite. On trouve des traces du méso-appendice qui adhère au cæcum ; sur les parties mobiles on aperçoit quelques filaments qui semblent en être un vestige.

L'*iléon* est très dilaté ; *pas de mésentère*. Il est, sur la face antérieure du psoas, immobilisable. Quatre centimètres avant sa terminaison dans le cæcum, on voit partir de sa face antérieure un repli qui, de là, se porte directement sur le péritoine prépsoas. Comme ce repli se continue en haut jusqu'à l'angle iléo-cæcal, il détermine une fossette profonde ouverte en bas. Notons qu'il paraît représenter le ligament iléo-appendiculaire qui, ici, ne pouvant s'insérer ni sur l'appendice trop éloigné, ni sur le méso-appendice inexistant ou disparu, se jetterait sur le péritoine prépsoas.

Le péritoine cæcal postérieur se réfléchit sur la fosse iliaque, en formant des tractus fibreux, irréguliers, adhérences solides et anciennes.

Grand épiploon mince, ne recouvrant pas le cæcum.

Côlons ascendant et transverse très dilatés.

L'extrémité inférieure du rein droit atteint la crête iliaque postérieure.

Pas de ptose stomacal, ni hépatique.

Quelques tubercules au sommet gauche.

Examen histologique.

1re *coupe*, région non oblitérée.

Follicules lymphatiques hypertrophiés, entourés par du tissu conjonctif très dense.

Sous-muqueuse épaissie et hypertrophiée.

Méso et couche sous-péritonéale semblent normaux.

2e *coupe*, au niveau de la région oblitérée.

Placard central de tissu conjonctif cicatriciel, sous-muqueuse lâche, riche en vaisseaux.

Irrégularité de l'épaisseur de la couche musculaire.

Couche sous-péritonéale épaissie.

3e *coupe*, passant par la portion oblitérée.

Le placard cicatriciel central se continue en certains points avec la sous-muqueuse dont le tissu conjonctif est très dense.

Le péritoine est, par places, très épaissi.

Appendicite chronique.

Observation XVIII

Homme de 5o ans. Mort de schock opératoire (gastrostomie pour cancer de l'œsophage). Tuberculose pulmonaire.

Cæcum en position *iliaque moyenne,* ne débordant pas le détroit supérieur.

Hauteur : 6 centimètres. Circonférence : 13 centimètres. Capacité : 9o centimètres cubes. Forme normale.

Axe antéro-postérieur se portant de haut en bas et de droite à gauche.

Appendice implanté sur la face interne du cæcum à 2 centimètres de l'iléon. Il est rétro-iléal et descendant. Pas adhérent.

Longueur : 13 centimètres. Diamètre extérieur : 7 millimètres. 10 millimètres à la partie médiane, qui est plus grosse. L'appendice est gros, turgescent, fusiforme, complètement rempli de matières fécales pâteuses. Calibre : 15 millimètres, puis 21 millimètres. Rétrécissement à son bout cæcal dont le calibre mesure 8 millimètres seulement. Parois minces.

Sténose de la valvule iléo-cæcale qui n'admet l'index qu'à frottement.

Observation XIX

Homme de 51 ans. Broncho-pneumonie.

Cæcum petit, en entonnoir. Hauteur : 3 centimètres. Capacité : 25 centimètres cubes. Circonférence : 8 centimètres.

Il est mobile en situation iliaque moyenne. Parois épaisses.

Appendice mobile, 9 centimètres de long ; contient quelques matières fécales durcies. Il est complètement perméable, lumière normale.

Diamètre extérieure uniforme : 8 millimètres.

Calibre : 13 millimètres.

Epaisseur des parois : $2^{mm},5$.

Un repli iléo-cæcal supérieur et un méso-appendice normaux.

Pas d'adhérences voisines ni dans le reste de la cavité périto-néale.

OBSERVATION XX

Femme de 76 ans. Broncho-pneumonie grippale.

Cæcum profondément situé, recouvert par des anses d'intestin grêle, il est très dilaté, forme normale. Largeur : 4 centimètres. Circonférence: 18 centimètres. Capacité: 85 centimètres cubes. Il est en position iliaque supérieure. Son fond est à 8 centimètres de l'arcade crurale.

L'*iléon* aborde le cæcum par son flanc gauche.

L'*appendice* s'implante sur sa face postérieure, il est en arrière de lui et remonte appliqué contre la fosse iliaque. Longueur : 8 centimètres. Diamètre extérieur : 7 millimètres. Calibre: 14 millimètres ; il renferme à son extrémité une boulette de matières fécales durcies. Pas d'allitération, ni de rétrécissement. Les muqueuses cæcales, appendiculaires et iléales sont normales.

Méso-appendice, ligament iléo-appendiculaire et petite fossette sous-jacente ; repli graisseux iléo-cæcal supérieur.

Pas d'anomalies, ni d'adhérences péritonéales.

OBSERVATION XXI

Homme de 75 ans. Artério-slérose, hémiplégie gauche, pneumonie grippale.

Cæcum en position iliaque moyenne. Son axe est oblique en bas, en arrière et à gauche. Circonférence : 15 centimètres. Longueur : 4 centimètres. Capacité : 70 centimètres cubes. Forme normale.

Appendice remontant en arrière du cæcum sur le flanc gauche de celui-ci, près de l'iléon. Il est *adhérent à la fosse iliaque.* Son extrémité est recourbée sur elle-même. Longueur : 6 centimètres. Sa partie moyenne est très grosse : 12 millimètres de diamètre extérieur. Près de l'extrémité libre, deux étranglements successifs, entre lesquels l'appendice n'a plus que 5 millimètres de diamètre. De même dans la partie la plus large, le calibre est de 18 millimètres. Près du cæcum, il est de 9 millimètres. Dans sa portion terminale l'appendice est complètement oblitéré. Dans la portion juxta-cæcale la lumière est réduite à point, elle est cependant perméable. Les parois sont scléreuses, dures. Muqueuse lisse, blanche.

Un méso-appendice irrégulier, court, un repli iléo-cæcal supérieur, un repli iléo-appendiculaire normal.

Observation XXII

Femme de 83 ans. Broncho-pneumonie.

Cæcum recouvert par l'épiploon qui adhère même à sa face antérieure, en situation iliaque supérieure. Son axe est un peu dirigé d'arrière en avant. Longueur : $2^{cm},5$. Circonférence : 9 centimètres. Capacité : 85 millimètres cubes.

Appendice enroulé sur lui-même remonte en arrière du cæcum contre l'iléon. Longueur : 7 centimètres. Il est sain, complètement perméable, renferme des matières fécales. Diamètre extérieur: 6 millimètres. Calibre : 9 millimètres. Muqueuse lisse.

Le méso-appendice, le repli iléo-appendiculaire, le repli iléo-cæcal sont des franges graisseuses. La fossette iléo-appendiculaire est effacée par des pelotons graisseux.

Observation XXIII

Femme de 79 ans. Broncho-pneumonie. Cadavre maigre.

Cæcum en position basse, sus-pubienne. Son axe est parallèle à la branche horizontale du pubis droit contre laquelle il est appliqué.

Son extrémité inférieure arrive à 1 centimètre de la symphyse. Forme conique, petit.

Appendice se dirige vers la fosse iliaque droite en remontant le long de l'arcade crurale en arrière du cæcum, largeur 9 centimètres, diamètre va en diminuant du fond vers l'orifice, passe de 8 millimètres à 7 et 6. Le calibre devient de 12, 10 puis 9 millimètres, la lumière est étroite, pas de rétrécissement, ni d'oblitération.

Le repli iléo-cæcal s'insère sur le méso-appendice et forme une fossette profonde.

Observation XXIV

Femme de 68 ans.

Cancer de l'estomac, cancer secondaire du foie, ascite peu abondante, broncho-pneumonie.

Cæcum conique profond et étroit. Il est en position lombaire, prérénal, est presque sous-hépatique. Longueur 5 centimètres, largeur 6 centimètres, circonférence 14 centimètres, capacité 30 centimètres. Il est surchargé de graisse. La lèvre inférieure de la valvule iléo-cæcale est épaissie.

Appendice remontant sous le foie, mobile, longueur 8 centimètres, diamètre extérieur 6 millimètres, complètement perméable, calibre variant entre 8 et 10 millimètres, en 3 points un peu rétréci. Muqueuse plissée.

Méso-appendice et repli iléo-appendiculaire chargés de graisse et déformés, entre eux une fossette étroite.

Pas d'adhérences.

Observation XXV

Femme de 72 ans. Broncho-pneumonie.

Cæcum en position iliaque moyenne. Il touche par son flanc droit l'arcade crurale. Axe vertical. Il est fortement dilaté par les gaz. Longueur 5 centimètres, circonférence 18 centimètres, capacité 90 centimètres cubes.

Appendice descendant enroulé en colimaçon, longueur 7 centimètres. Il est perméable dans toute son étendue, moins gros à l'extrémité libre. Le diamètre extérieur est de 7 millimètres, puis 6 millimètres, le calibre 11 millimètres.

Un repli iléo-cæcal inférieur qui représente le repli iléo-appendiculaire court et s'arrêtant sur le cæcum. Une petite fossette sous-jacente. Méso-appendice normal, le bord libre est très court d'où l'enroulement de l'appendice sur lui-même.

Observation XXVI

Femme de 76 ans. Broncho-pneumonie, grippale.

Le *cæcum* est situé sous *l'ombilic,* immédiatement sous la paroi abdominale antérieure sans interposition de l'épiploon.

Son axe est dirigé transversalement de gauche à droite, l'ouverture regardant à droite. Le fond du cæcum est à deux travers de doigts à *gauche* de la ligne médiane. Son bord inférieur est sur la ligne des épines iliaques antéro-supérieures. Son bord supérieur au-dessus de l'ombilic. Les anses d'intestin grêle sont au-dessous de lui, dans la région hypogastrique. Hauteur du cæcum $9^{cm},5$, circonférence 23 centimètres; très distendu, comme toutes les anses intestinales, par des gaz.

L'*iléon* s'abouche dans le cæcum un peu à droite de la ligne blanche, il s'ouvre à la face postérieure de l'organe. Le cæcum est donc presque tout entier à *gauche* de la ligne médiane.

L'*appendice* s'implante sur cette face postérieure, un peu à gauche de l'ombilic et sur la même ligne horizontale que l'iléon. Il est très petit, $3^{cm},5$ seulement. Il se porte transversalement à droite vers l'angle iléo-cæcal. Il est pourvu d'un méso-appendice rudimentaire et de 2 ligaments iléo-cæcaux, l'un supérieur, l'autre inférieur, déterminant chacun une fossette avec la face intestinale sur laquelle ils s'insèrent.

Le côlon ascendant qui est ici horizontal, est pourvu d'un méso qui fait suite au mésentère et n'est appliqué par le péritoine à la paroi abdominale postérieure qu'à son arrivée dans la fosse iliaque où, parti de l'ombilic, il s'est porté transversalement. Le méso-iléon terminal a ici une hauteur de 6 centimètres, ce qui donne au cæcum et à l'iléon une grande mobilité.

Appendice fusiforme, diamètre extérieur passe de 5 à 7 puis 4 millimètres. A la partie médiane la lumière appendiculaire petite est décentrée et rapprochée du bord ou s'insère le méso-appendice. Au-dessus et au-dessous de cette partie médiane l'appendice est oblitéré dans ses portions terminale et juxta-cæcale, parois épaissies.

L'estomac est tout entier situé dans l'hypocondre gauche, le pylore situé à 3 travers de doigts à *gauche* de la ligne médiane. Le côlon transverse recouvre toute la région épigastrique.

Foie gras, cirrhotique, le lobe vertical descend jusqu'à l'épine iliaque.

Rein droit très mobile.

Observation XXVII

Femme de 68 ans. Hernie inguinale droite étranglée.

Intestin très congestionné.

Cæcum situé en position iliaque moyenne son axe est dirigé d'arrière en avant. Son fond est sous la paroi abdominale et son ouverture regarde presque directement en arrière. Circonférence 22 centimètres, hauteur 8 centimètres.

L'appendice se dirige en dedans et un peu en haut et se pelotonne sous l'extrémité terminale de l'iléon qui est lui-même sous-cæcal. L'appendice est entouré de minces fausses membranes et d'adhérences anormales anciennes, peut-être dues à la hernie dont l'étranglement a causé la mort. Longueur de l'appendice 7 centimètres, calibre perméable dans ses premiers centimètres, oblitéré complètement dans le reste de son étendue. Il est mince, fibreux. Parois très épaissies. Son diamètre extérieur est décroissant à partir de l'extrémité cæcale, 6, 5 puis 4 millimètres.

Observation XXVIII

Femme de 46 ans. Tabétique. Myocardite chronique. Cadavre extrêmement gras.

Le tablier épiploïque surchargé de graisse recouvre le cæcum et toutes les anses intestinales. L'intestin est diminué de calibre dans toute son étendue, tous les replis péritonéaux sont graisseux.

Cæcum petit, *en godet*. Il est en position iliaque supérieure, presque lombaire. Son fond est à trois centimètres *au-dessus* de la ligne bi-iliaque.

Hauteur du cæcum.   3^{cm},5

Circonférence. . . 13^{cm}.

Il reçoit l'appendice et l'iléon par sa face postérieure près du bord interne et recouvre leurs extrémités.

L'*appendice* est normal, il est descendant, son extrémité n'atteint pas la ligne bi-iliaque, il est enveloppé de graisse, longueur 4^{cm},5. Sa cavité est perméable dans toute la longueur. Diamètre extérieur 7 millimètres, calibre uniforme 12 millimètres, épaisseur de la paroi 1 millimètre. Méso-iléon de 5 centimètres de hauteur. Une fossette iléo-cæcale inférieure surchargée de graisse.

Observation XXIX

Femme de 73 ans. Broncho-pneumonie.

Le *cæcum* très développé et distendu par les gaz est transversalement situé, dirigé de gauche à droite dans la région ombilicale. Son extrême fond est situé à 3 travers de doigts *à gauche* de la ligne médiane. La circonférence de son ouverture est située sur la ligne médiane et le plan en est situé dans le plan sagittal médian. Ce cæcum se trouve donc tout entier à gauche de la ligne médiane.

L'organe très large occupe en hauteur tout l'espace compris entre l'ombilic et le milieu de la ligne ombilico-pubienne. Il répond ainsi à la ligne blanche sur une hauteur de dix centimètres environ. Sa circonférence est de 26 centimètres et sa longueur de 6cm,5.

Le cul-de-sac cæcal est divisé en deux culs-de-sac latéraux par la bandelette musculaire antérieure, le plus profond est l'inférieur.

L'*iléon* aborde le cæcum par le bord supérieur de sa face postérieure sur la ligne médiane, après avoir décrit quelques sinuosités sous le *cæcum*.

L'*appendice*, presque filiforme (diamètre extérieur = 2 millimètres) et très long, 15 centimètres, a son point d'implantation cæcale à deux centimètre à droite de l'orifice iléal. De là, il se porte directement en haut et en arrière, inclus dans le mésentère, pendant 8 centimètres, puis se recourbant, décrit plusieurs flexuosités et passe du mésentère dans le méso côlon, toujours situé sous la séreuse, visible sons le feuillet inférieur du mésentère, sous le feuillet droit du méso côlon. Son extrémité libre est pourvue d'un petit lobule graisseux. A son bout cæcal cependant l'appendice possède un très court méso de 3 millimètres de hauteur à peine. La cavité appendiculaire n'existe plus dans toute la longueur de l'organe.

Il y a une fossette graisseuse sous-iléale et une fossette cæcale supérieure.

Le mésentère iléal est très haut, 10 centimètres, le cæcum et l'iléon sont très mobiles.

Il n'y a pas d'adhérences pathologiques dans l'abdomen.

Pas de ptose viscérale, les angles coliques sont normalement situés.

Si nous remarquons que le feuillet péritonéal qui recouvre

l'appendice est transparent, mince et très normal comme aspect nous devons conclure à une anomalie congénitale qui seule peut expliquer cette intégrité de la séreuse avec la suppression complète de la cavité appendiculaire.

L'*examen histologique* de l'appendice montre une oblitération absolue de sa cavité par un placard de tissu cicatriciel occupant le centre de la coupe,

Épaississement de la tunique musculaire des vaisseaux.

OBSERVATION XXX

Homme de 74 ans. Deux hernies inguinales. Artério-sclérose. Pleurésie.

Cæcum transversalement situé dans la *fosse iliaque supérieure*. Son axe est dirigé de droite à gauche, l'ouverture regardant à droite; il est parallèle à la ligne des épines iliaques antérosupérieures et situé au-dessus d'elle. Il contient des gaz, pas de matières. Hauteur, 5 centimètres. Circonférence, 24 centimètres.

L'*iléon* arrivant de gauche à droite passe sous le cæcum avant de s'aboucher sur la face postérieure.

L'*appendice* part du sommet du cul-de-sac cæcal à 12 centimètres plus à gauche que l'iléon.

Il est gros, court, se recourbe en virgule sur la face antérieure de l'iléon et se porte en dehors dans l'angle formé par le cæcum face inférieure et la fosse iliaque. Largeur, 3^{cm},5. Diamètre extérieur, 10 millimètres. Il est complètement oblitéré dans sa moitié terminale; au-dessus lumière très étroite. Calibre intérieur 7 millimètres alors que la circonférence extérieure est de 18 millimètres. Paroi considérablement hypertrophiée mesure 3 millimètres d'épaisseur.

Le *péritoine* cæcal postérieur est irrégulier, graisseux, surface tomenteuse. Le méso-appendice étroit, court, s'insère sur le mésentère par des fibres irréguliers et sur la face antérieure du psoas par de multiples tractus épais, enchevêtrés paraissant bien résulter d'une inflammation ancienne.

La réflexion du péritoine cæcal, ou plutôt *colique,* sur la fosse iliaque se fait à 4 centimètres au-dessus du cæcum. Elle est irré·gulière et se continue avec des adhérences anciennes, multiples, anormales qui unissent à la séreuse pariétale. la face externe du côlon.

Le reste de la séreuse péritonéale est normal.

Pas d'altération d'autres organes abdominaux.

Pas de ptose hépatique ou rénale.

Cœur très hypertrophié, aorte dilatée, athérome.

Examen histologique de l'appendice.

1ʳᵉ *coupe* au niveau de la région non oblitérée. Putréfaction cadavérique de la muqueuse.

Follicules lymphatiques enserrés par du tissu conjonctif dense.

Épaississement considérable de la sous-muqueuse.

Épaississement partiel de la séreuse.

2ᵉ *coupe* au niveau de l'oblitération. Placard cicatriciel central, avec fente linéaire. La sous-muqueuse est riche en tissu adipeux.

Couches musculaires épaisses.

Quelques fausses membranes péritonéales.

Le méso semble normal sur la coupe.

Conclusion. — Appendicite chronique avec oblitération.

Observation XXXI

Homme de 68 ans. Néphrite chronique. Urémie.

Cadavre maigre.

Le grand épiploon est complètement rétracté sur le côlon transverse. Le *cæcum* est situé dans l'angle ilio-pariétal, en position iliaque supérieure. Le cul-de-sac descend plus bas que la ligne bi-iliaque supérieure. Son axe est dirigé de haut en bas et de dehors en dedans. La bandelette musculaire antérieure divise son extrémité en 2 culs-de-sac secondaires dont le droit est le plus développé.

Le cæcum contient des matières fécales dures. Il n'est pas distendu. Aspect normal. Hauteur, 3 centimètres. Circonférence, 19 centimètres. Diamètre, 8 centimètres.

Appendice descendant. Partant du sommet du cul-de-sac cæcal gauche, il traverse la face antérieure du psoas et descend dans le petit bassin, accolé à la face externe de l'iléon qui en remonte parallèlement à lui pour s'implanter sur le flanc gauche du cæcum.

Largeur de l'appendice, 6 centimètres. Il est cylindrique, blanc, nacré.

De multiples adhérences fines et irrégulières unissent la paroi postérieure et externe du cæcum au péritoine iliaque. L'appendice est appliqué contre le mésentère terminal (hauteur 4 centimètres), par de semblables adhérences solides et anormales, et qui paraissent nettement pathologiques. Il est ainsi fixé et immobilisé. Seule son extrémité dans une étendue d'un centimètre et demi est mobile et pourvue d'un reliquat du méso-appendice. Pas de fossettes iléo-cæcales supérieure ou inférieure.

L'appendice est oblitéré dans ses deux centimètres terminaux, rétréci dans le reste de sa hauteur. Parois épaisses.

Calibre de l'extrémité cæcale 10 millimètres.

Examen histologique de l'appendice.

Placard cicatriciel central avec fente linéaire, muqueuse complètement disparue comme toujours.

Sous-muqueuse épaissie.

Les vaisseaux de la sous-muqueuse et du méso ont des parois hypertrophiées.

Observation XXXII

Femme de 69 ans. Epithélioma de la face. Cadavre gras.

Le *cæcum* se présente dans la plaie opératoire, le grand épiploon s'arrête à l'ombilic et ne recouvre pas le cæcum. Celui-ci est obliquement dirigé de droite à gauche et de haut en bas. Il est en position iliaque inférieure dans l'angle iléo-abdominal. Son extrémité supérieure est à 1^{cm},5 au-dessous de la ligne bi-iliaque, longueur, 5 centimètres ; circonférence, 18 centimètres ; diamètre extérieur, 7 centimètres. Le cul-de-sac cæcal surplombe le petit bassin. Son bord externe est appliqué contre l'arcade crurale et arrive à 2 centimètres de l'épine pubienne.

Il est modérément distendu par des matières dures et des gaz.

L'*iléon* remonte du petit bassin et aborde le cæcum par la partie postérieure de sa face gauche.

L'appendice implanté sur le milieu du cul-de-sac cæcal descend directement en arrière et en bas dans le petit bassin. Il est très mobile, légèrement sinueux, aspect normal. Largeur, 5 centimètres seulement. Son extrémité est en contact avec l'ovaire droit. Son diamètre extérieur va en diminuant du cæcum vers l'extrémité libre, 6 millimètres en moyenne. La cavité appendiculaire est complètement oblitérée dans ses 3 centimètres terminaux. Un rétrécissement très étroit mais perméable à 1 centimètre en amont de l'ostium cæcal.

Le péritoine est un peu graisseux.

La réflexion de la séreuse sur la fosse iliaque se fait presque au niveau de l'extrémité supérieure du cæcum en haut et suit le bord du psoas en bas. Elle détermine un ligament cæcal externe et un ligament cæcal interne ou inférieur, formé par la terminaison du mésentère. Celui-ci a 3 centimètres de hauteur et le côlon est dépourvu de méso, le cæcum est donc peu mobile.

Le méso-appendice est extrêmement graisseux de même que le ligament iléo-appendiculaire qui s'insère sur lui. Fossette iléo-appendiculaire normale ; une très petite fossette iléo-cæcale supérieure.

Observation XXXIII

Homme de 54 ans. Tabétique. Énorme corpulence.

Parois abdominales graisseuses et flasques.

Dans la plaie opératoire on trouve le *cæcum* adhérent à la paroi. Il est distendu par les gaz, hauteur, 7 centimètres ; circonférence, 25 centimètres. Il est en position iliaque moyenne.

Le mésentère terminal est très haut, 11 centimètres, le cæcum très mobile après rupture des adhérences pathologiques.

Appendice implanté normalement, descendant, large, peu flexueux. Les 4 centimètres initiaux sont fixés par des adhérences et tractus irréguliers contre le feuillet gauche du mésentère. Largeur, 12 centimètres ; calibre régulier de 13 millimètres ; diamètre extérieur, 8 millimètres. Épaisseur des parois, 2 millimètres à peu près égale sur toute la hauteur. Il est complètement perméable, lumière large de 2 à 3 millimètres de diamètre.

Méso-appendice graisseux, une fossette iléo-appendiculaire normale.

Il y a des adhérences multiples entre la face externe du cæcum et la paroi, ainsi qu'entre la face postérieure et la fosse iliaque. Ces adhérences sont irrégulières, quelques-unes friables et probablement pathologiques.

Pas de ptose viscérale autre que celle de l'intestin grêle. Pas d'autres lésions abdominales.

OBSERVATION XXXIV

Femme de 73 ans. Cicatrice d'hystérectomie abdominale. L'épiploon recouvre entièrement la cavité abdominale sauf le *cæcum*.

Cæcum en position iliaque supérieure forme conique, capacité, 25 centimètres cubes ; hauteur, 4 centimètres ; diamètre extérieur, 6 centimètres.

Appendice. — Largeur, 11 centimètres ; diamètre extérieur, 6 millimètres ; calibre 13 millimètres, renferme du mucus.

Méso-appendice énorme graisseux, insertions normales, pas de fossette iléo-appendiculaire.

La lèvre inférieure de la valvule iléo-cæcale est transformée en un gros bourrelet de graisse.

Observation XXXV

Jeune homme de 14 ans. Mort subitement d'hémorragie bulbaire (1).

Le cul-de-sac *cæcal* arrive à la ligne médiane à 2 travers de doigt au-dessus du pubis, il est sus-pelvien : longueur 6 centimètres, circonférence 20 centimètres.

L'*appendice* s'insère normalement au-dessous de l'iléon, puis il remonte en arrière de lui. Il est transversal, puis ascendant rétro-iléal. Longueur 15 centimètres ; diamètre extérieur 6 millimètres ; calibre 12 millimètres ; complètement perméable. Les 5 premiers centimètres de l'appendice, où s'insère le repli iléo-appendiculaire, sont fixés à la paroi cæcale postérieure.

Le méso-appendice très irrégulier est uni par des adhérences à la partie antérieure du bord interne du psoas. De petits tractus, reliant entre eux deux points éloignés de l'appendice, forcent celui-ci à se recourber sur lui-même à sa partie médiane.

Un repli cæcal inférieur s'insérant en s'effilant sur le bord du psoas jusqu'au ligament de Poupart, au niveau de l'anneau crural. Il est irrégulier, décomposable avec le doigt et paraît pathologique. Son insertion sur le cæcum est très irrégulière et se laisse facilement décoller en replis secondaires. De la paroi cæcale externe partent des tractus anormaux qui se portent sur le péritoine de la fosse iliaque.

Une fossette iléo-cæcale supérieure, une fossette iléo-appendiculaire normales.

Observation XXXVI

Homme de 61 ans. Pneumonie double.

---

(1) Communication de M. Touche à la Société anatomique, mai 1902.

Cæcum en position iliaque moyenne. Son axe est dirigé d'arrière en avant. Il est petit : longueur 4 centimètres, circonférence 13 centimètres.

Appendice normal long de 8^{cm},5, rétro-cæcal et ascendant, se porte un peu vers la droite.

Une fossette iléo-cæcale supérieure rudimentaire, le ligament iléo-appendiculaire part, ici, non du bord supérieur de l'iléon, mais de la base du mésentère et se porte sur le méso-appendice, celui-ci est très court et l'appendice peu mobile dans sa portion initiale. L'artère appendiculaire chemine très bas dans le mésentère à 2 centimètres au-dessous du bord inférieur de l'iléon. Cela explique l'anomalie et l'irrégularité d'aspect du méso-appendice, qui semble tiraillé et confondu avec le repli iléo-appendiculaire.

Péritoine cæcal normal.

Observation XXXVII

Homme de 60 ans, hémorragie cérébrale.

Cæcum gros, distendu par des gaz et des matières fécales. Longueur 6 centimètres, circonférence 24 centimètres. Il est en position *iliaque moyenne*. Aspect normal.

Abouchement de l'iléon à la partie interne de la face postérieure.

L'*appendice* s'implante sur le cæcum à 1 centimètre au-dessous de l'iléon. Il est apparent dans un parcours d'un demi-centimètre, puis disparaît dans une cavité formée par des adhérences et située à la face postérieure du cæcum entre l'iléon, le mésentère et la fosse iliaque. Les tractus qui forment cette cavité sont irréguliers, distribués au hasard sous des directions différentes, les uns épais, les autres minces et transparents. Il faut non seulement sectionner ces adhérences mais pratiquer une véritable dissection pour isoler l'appendice enfoui sous elles et à qui elles forment une véritable coque.

L'appendice s'enfonce contre la partie postérieure de la fosse iliaque, puis décrit une courbe à concavité droite qui le fait revenir en arrière du cæcum qui le couvre complètement. Appliqué contre la face postérieure du cæcum, il se dirige directement en haut et passe en arrière du côlon ascendant où il se termine.

Pour le suivre il faut décoller complètement la face postérieure du côlon de la fosse iliaque. On voit que l'appendice est très intimement adhérent au cæcum et au côlon, alors qu'il n'est uni à la fosse iliaque que par un tissu conjonctif lâche et s'en laisse facilement décoller. En ce faisant il semble bien que nous passions en arrière du péritoine et que cette anomalie de position de l'appendice, que nous avions cru pathologique doive être considérée comme congénitale. Nous avons affaire à un appendice rétro-péritonéal et non pathologique. Et en effet, sa cavité est normale sans rétrécissement ni oblitération, calibre uniforme de 15 millimètres, diamètre extérieur 8 millimètres, longueur 14 centimètres ; parois saines, non hypertrophiées de 1 millimètre d'épaisseur. Il est rempli de matières.

Le péritoine appendiculaire est nécessairement transformé. Pas de méso-appendice. On trouve un ligament qui rappelle le ligament iléo-appendiculaire et une petite fossette sous-jacente. De même il y a un ligament iléo-cæcal supérieur déterminant une petite fossette. La réflexion du péritoine cæcal sur la fosse iliaque se fait en déterminant la production d'une faux péritonéale triangulaire dont l'angle inférieur se prolonge sur le bord interne du psoas jusqu'à l'anneau inguinal interne et l'angle supérieur est sur le cæcum. Le bord antérieur concave est libre.

Le côlon descendant présente des irrégularités de calibre, mais la muqueuse est saine.

Pas de ptoses viscérales, pas d'autres lésions ou anomalies de la séreuse péritonéale.

L'examen histologique de l'appendice montre des glandes en putréfaction cadavérique ; des follicules lymphatiques rares, un épaississement partiel de la sous-muqueuse, enfin il montre des

adhérences péritonéales de la structure des adhérences pathologiques.

Observation XXXVIII

Femme de 81 ans. Congestion pulmonaire, artério-sclérose.
Peau de l'abdomen flasque, plan musculaire épais et résistant.

Cæcum en position *rétro-pubienne*. Son cul-de-sac est en
rapport avec le bord supérieur de la symphyse pubienne, sans
cependant dépasser vers la gauche la ligne médiane.

Il est situé tout entier au-dessous de l'aire du détroit supérieur (donc *pelvien*), reposant sur la vessie et sur les anses grêles
contenues dans le petit bassin. Il est flasque, non distendu, renferme des matières fécales molles. Longueur 9 centimètres, circonférence 14 centimètres.

L'iléon traverse horizontalement la ligne médiane pour se
jeter dans le flanc gauche du cæcum.

L'appendice, implanté à 2 centimètres au-dessous de l'iléon,
remonte d'abord, se place en arrière de l'iléon, puis redescend
parallèlement à sa direction primitive, il est rétro-cæcal, rétro-
iléal et de nouveau rétro-cæcal. Son extrémité est en face de
l'anneau inguinal. Longueur 11 centimètres, diamètre extérieur 7 millimètres.

Son calibre normal auprès du cæcum diminue à mesure que
l'on s'approche de son extrémité, à 1 centimètre de celle-ci la
lumière appendiculaire est oblitérée. Ce rétrécissement et cette
oblitération sont dus à un épaississement progressif des parois,
le diamètre extérieur de l'appendice ne variant pas d'une extrémité à l'autre. Calibre à la partie médiane 7 millimètres. La
pointe de l'appendice est noirâtre et congestionnée, ainsi que
l'extrémité de l'iléon.

Un méso-appendice bien développé ; une fossette iléo-cæcale
profonde. Le ligament iléo-appendiculaire s'insère en partie sur
le bord fixe du méso. Du bord libre de ce repli iléo-appendiculaire part un traitus fibrineux, noirâtre, qui se jette en éventail

sur la pointe de l'appendice et son méso, et se continue au delà jusqu'à l'anneau inguinal très dilaté. Il est friable, mou, et se déchire à la moindre traction. C'est une adhérence récente.

Les huit premiers centimètres du côlon ascendant sont pourvus d'un méso qui donne au gros intestin et au cæcum une mobilité exagérée. En attirant en haut le côlon et le cæcum, on constate ici encore une faux péritonéale à concavité antérieure et dont l'extrémité ou corne inférieure s'insère sur la face antérieure du psoas jusqu'à l'anneau inguinal. L'appendice et l'iléon sont à gauche.

Remarquons que l'anneau inguinal est très large, il est perméable à 2 doigts facilement, et le cul-de-sac péritonéal est très profond, 10 centimètres de profondeur. Le cæcum et l'appendice sont situés juste en face de ce sac herniaire tout préparé, et, en effet, il est facile de faire pénétrer ces organes dans cette cavité et de créer ainsi sur ce cadavre une hernie inguinale cæcale artificielle. Peut-être existait-elle durant la vie et fut-elle méconnue, elle n'existait plus sur le cadavre où l'on ne peut que constater sa possibilité sinon sa probabilité.

Pas de ptose viscérale, rénale, hépatique ou stomacale.

Examen histologique de l'appendice.

1ʳᵉ *coupe non oblitérée.*

Glandes de la muqueuse, putréfiées probablement, ont disparu, rares follicules lymphatiques minces.

Sous-muqueuse épaissie dans sa partie interne.

2ᵉ *coupe au niveau de l'oblitération.*

Deux gros placards d'infiltration leucocytaire, quelques foyers d'infiltration leucocytaire à cheval sur la couche musculaire externe et la couche sous-péritonéale. Fausses membranes.

Conclusion. Inflammation chronique et poussée récente aiguë.

Observation XXXIX

Homme de 63 ans. Aortique, urémie, péricardite.

Ascite moyenne, intestin lavé.

Cæcum en position *iliaque moyenne,* longueur 5ᶜᵐ,5. Circonférence 19 centimètres, capacité 210 centimètres cubes. Au-dessus de lui le côlon ascendant est très dilaté. Toute la face externe du cæcum est adhérente intérieurement au péritoine pariétal, il y a fusion complète des deux séreuses qui sont difficilement décollables.

L'appendice est petit, scléreux. Replié sur lui-même à 3 reprises, il est logé dans une petite fossette anormale et irrégulière rétro-cæcale. L'ouverture de cette fossette regarde en bas et est rétrécie par un repli transversal du péritoine de la fosse iliaque. Elle est de plus fermée en dehors par l'adhérence des séreuses cæcale et pariétale et en dedans par le mésentère. La paroi antérieure de la fossette est formée par la paroi postérieure du cæcum. Sur cette face est l'abouchement de l'appendice qui se trouve ainsi tout entier contenu dans la fossette. Il est complètement adhérent aux parois de cette loge, fixé par des tractus irréguliers et pathologiques impossibles à décoller. Seuls ses deux centimètres terminaux sont libres et flottants.

Longueur 12 centimètres. Diamètre extérieur variant entre 4, 5, 6 millimètres. La cavité appendiculaire presque disparue dans toute la longueur.

Deux oblitérations complètes, l'une à 3 centimètres du cæcum, l'autre occupant toute l'extrémité de l'appendice dans une étendue de 3 centimètres.

Ce sont bien là des traces nettes et visibles d'inflammation ancienne, d'endo et péri-appendicite.

Examen histologique de l'appendice.

1ʳᵉ *coupe au-dessus de l'oblitération.*

Muqueuse putréfiée.

Follicules lymphatiques rares entourées par des zones de sclérose.

Sous-muqueuse épaissie par place.

Péritoine partiellement épaissi.

2ᵉ *coupe au niveau de l'oblitération.*

MARCLAND.

Placard central cicatriciel avec fente linéaire.

Péritoine épais.

Appendicite chronique.

Observation XL

Femme de 83 ans. Cadavre très gras. Parois abdominales flasques très épaisses, graisseuses.

Grand épiploon complètement rétracté. Péritoine graisseux.

Le *cæcum* se présente dans la plaie opératoire en position iliaque moyenne. Situé dans l'angle ilio-abdominal, son cul-de-sac dépasse peu le bord interne du psoas. Forme normale ; contient des boules fécales durcies. Longueur = $4^{cm},5$. Circonférence 22 centimètres.

L'*appendice* est implanté sur la face postérieure du *cæcum*. De là il se dirige en dedans, puis revient sur lui-même et remonte sous le *cæcum* en décrivant deux fléxuosités. Longueur $11^{cm},5$. Son diamètre est irrégulier, il est plus gros à son extrémité libre qu'à son embouchure. Il renferme à son extrémité une boulette de matières fécales, une autre boulette dans une dilatation fusiforme de sa cavité, un peu au-dessous du milieu. Calibre maximum 14 millimètres, près du cæcum 6 millimètres seulement. Diamètre extérieur moyen 6 millimètres.

Il est complètement perméable jusqu'à son extrémité. Les parois semblent dures et sclérosées.

L'abondance de la graisse péritonéale rend difficile la constatation des ligaments. Une fossette *iléo-cæcale supérieure,* presque effacée par la graisse. Pas de *fossette iléo-cæcale inférieure.* Un *méso-appendice* court et *irrégulier.* S'insérant très rapidement sur le feuillet gauche du mésentère terminal, il est surchargé de graisse.

Mésentère iléal très long, 6 centimètres de hauteur. — Un ligament rétro-cæcal supérieur déterminant une fosse rétro-

cæcale avec arrière-fond se prolongeant loin sous le côlon as
cendant, jusqu'à 7 centimètres.

Rein droit un peu mobile.

OBSERVATION XLI

Homme de 5o ans. Tabes, broncho-pneumonie, thrombose des
veines basilaires.

Cadavre maigre, parois abdominales minces.

Grand épiploon adhérent à la paroi abdominale antérieure
par son extrémité en deux ou trois points.

Cæcum en position iliaque supérieure au-dessus de la ligne
bi-iliaque antérieure. Axe dirigé d'avant en arrière et un peu de
bas en haut. Son cul-de-sac est en contact avec la paroi abdominale antérieure. Il présente une forme intéressante. Il est, en
effet, divisé en deux culs-de-sac secondaires, un situé en arrière
et en dedans, descendant assez bas, étroit et profond. Un autre
antérieur et externe situé bien plus haut et dont une partie seulement appartient au cæcum, l'autre partie est colique. Ils sont
séparés l'un de l'autre par un sillon profond de 25 millimètres.
C'est pour ainsi dire un cæcum à 2 étages. Sa longueur est de
45 millimètres, sa circonférence supérieure de 18 centimètres,
sa circonférence inférieure (petit cul-de-sac inférieur) de 8 centimètres seulement.

L'appendice petit et mince partant de la partie postérieure du
flanc gauche du petit cul-de-sac remonte en suivant ce flanc interne
et recouvert par lui, arrive sous l'iléon et se recourbe pour se
porter en dehors entre la face postérieure du cæcum et la fosse
iliaque.

Longueur 12 centimètres. Diamètre extérieur 6 millimètres
uniforme ; calibre 8 millimètres, épaisseur des parois 1 millimètre. Muqueuse normale. L'appendice contient un morceau de
coquille d'œuf de 3 millimètres sur 2, un morceau d'arête de

poisson fine, de 6 millimètres de longueur. Trois petits calculs gros comme une tête d'épingle.

Remarque. — C'est la seule fois où nous ayons trouvé des corps reconnaissables dans la cavité appendiculaire. Le malade était sujet à des crises gastriques types de tabes. De plus, la muqueuse stomacale présentait des tumeurs adénomateuses et le pylore était rétréci !

Péritoine. — Insertion anormale du méso-appendice. Son bord fixe s'insère très bas sur le feuillet gauche du mésentère iléal, puis sur le cæcum dans la plus grande partie de sa largeur. Au moment où cette insertion passe du mésentère sur le cæcum se trouve une petite fossette ouverte en haut.

Quelques granulations tuberculeuses aux sommets des deux poumons. Pas de ptose viscérale.

OBSERVATION XLII

Homme de 41 ans. Épithélioma de la face.

Le grand épiploon s'arrête à l'ombilic. Le *cæcum* est dans l'angle supérieur de la plaie opératoire. Il est en *situation iliaque supérieure* au-dessus de la ligne bi-iliaque antéro-supérieure. Sa coloration est blanchâtre, son axe vertical, il ne contient que des gaz, petit volume. Circonférence, 11 centimètres, longueur, 6 centimètres.

L'*iléon* l'aborde par sa face interne. L'*appendice* s'implante *très haut* sur cette même face à 4 centimètres au-dessus du cul-de-sac cæcal. De là il se porte transversalement en dedans passant sous l'iléon qui remonte du petit bassin ; puis il descend lui-même dans la cavité pelvienne en restant caché sous l'iléon et sur la symphyse sacro-iliaque droite.

Son aspect est normal. Diamètre extérieur 6 millimètres, calibre 12 millimètres, longueur 8 centimètres, il contient des matières demi-molles. Ses parois sont un peu épaisses.

Méso-appendice normal. Une fossette iléo-cæcale inférieure

très profonde, 45 millimètres, formée par un repli iléo-appendiculaire s'insérant sur le méso-appendice comme presque toujours. Le mésentère terminal a 6 centimètres de hauteur, l'iléon est très mobile.

Le péritoine cæcal se réfléchit sur la fosse iliaque en formant une faux péritonéale dont l'extrémité inférieure se prolonge le long du psoas jusqu'à l'anneau inguinal. Sur la face externe du cæcum le péritoine est très irrégulier, formant des fossettes diverses que des replis anormaux divisent elles-mêmes en culs-de-sac secondaires. Les replis qui les délimitent semblent des adhérences anciennes localisées en ce point seulement, elles se rompent facilement.

Pas de ptoses viscérales.

Côlons normaux et normalement situés.

<h3 style="text-align:center">Observation XLIII</h3>

Homme de 36 ans. Épithélioma de la langue, amputation de la cuisse droite, tuberculose pulmonaire.

Maigreur extrême.

Cæcum très descendu en *position intra-pelvienne,* pas distendu. Il est tout entier situé dans le petit bassin, contre la symphyse sacro-iliaque droite. Circonférence, 17 centimètres; hauteur, 8 centimètres.

L'*appendice* s'implante sur la face postérieure du cæcum, remonte en arrière de son flanc gauche, passe sous l'iléon et, se recourbant en dehors à angle droit, il traverse le psoas en redescendant un peu dans l'angle compris entre ce muscle et le muscle iliaque. A ce niveau il est rétro-colique et assez haut derrière le côlon. Longueur, 10 centimètres; diamètre extérieur, 6^{mm},5. Calibre, 12 millimètres; il est gorgé de matières fécales. Pas de rétrécissement. L'appendice est adhérent dans toute son étendue d'abord à la face postérieure du cæcum puis à la fosse iliaque, seule son extrémité est libre et mobile. Les replis péritonéaux qui l'immobilisent ainsi sont irréguliers et semblent pathologiques. Nous devons cependant remarquer que, de même que l'appendice, le côlon ascendant est dépourvu de méso et immobilisé ; quelques replis anormaux rattachent ses flancs externe et interne à la paroi abdominale et aux anses grêles voisines. La portion terminale du mésentère est elle-même très courte et l'iléon complètement fixé sur le bord interne du psoas.

Foie très descendu. Reins et côlons normalement situés.

Examen histologique de l'appendice.

Glandes conservées.

Quelques follicules lymphatiques hypertrophiés, d'autres très étalés sous la muqueuse.

Sous-muqueuse très épaissie, tissu conjonctif dense.

Fausses membranes et épaississement du péritoine.

Appendicite chronique, péri-appendicite.

OBSERVATION XLIV

Homme de 74 ans. Cadavre maigre, cicatrices dans les régions inguinales, probablement d'adénites.

Cæcum en position *iliaque inférieure, sus-pelvienne.*

Il repose sur les anses grêles contenues dans le petit bassin. Il est incurvé sur sa face externe au lieu de l'être sur sa face interne. L'iléon passe en arrière de lui pour s'aboucher à la partie postérieure de cette face externe. Sa longueur est de 5 centimètres, sa circonférence de 23 centimètres ; diamètre extérieur, $9^{cm},5$. Il contient des gaz et arrive à 1 centimètre de la ligne médiane.

Appendice descendant dans le petit bassin parallèlement à l'iléon qui en remonte, et à droite de lui. Longueur, 5 centimètres ; diamètre extérieur, 4 millimètres ; calibre uniforme de 7 millimètres, il est perméable dans toute sa longueur et contient des matières fécales. Parois épaisses de 2 millimètres.

Une fossette iléo-cæcale supérieure située ici sur la face postérieure du cæcum. Une fossette iléo-appendiculaire, le repli iléo-appendiculaire s'insère sur le méso-appendice. Hauteur du mésentère terminal, 8 centimètres, cæcum très mobile, le côlon ascendant est pourvu d'un méso dans ses huit premiers centimètres.

Le *cæcum* est en rapport par sa face gauche avec la branche du V formé par le côlon transverse ptosé considérablement.

L'angle droit du côlon est descendu. Le foie abaissé. Reins droit et gauche mobiles, peu descendus, n'atteignant pas la crête iliaque postérieure.

OBSERVATION XLV

Homme de 66 ans, mort de pneumonie.

Cadavre maigre. *Cæcum* dans la plaie opératoire, peu distendu, aplati. En position iliaque moyenne. Le centre de la valvule iléo-cæcale est sur la ligne bi-iliaque antérieure. Forme normale, incurvé sur sa face gauche. L'extrémité inférieure est sur le milieu du bord interne du psoas. Sa face externe suit l'arcade crurale, longueur, $4^{cm},5$; circonférence, $13^{cm},5$; largeur, 6 centimètres.

L'*appendice* s'implante assez haut sur le cæcum à 35 millimètres du cul-de-sac, à 5 centimètres au-dessous de l'iléon, sur la face antérieure du psoas. De là il se porte en dedans, en bas et en avant reposant *sur les anses grêles* qui remplissent le petit bassin ; cette situation est exceptionnelle.

L'*iléon* remonte de la cavité pelvienne pour se jeter dans la face interne du cæcum.

La face postérieure du cæcum n'est pas entourée complètement de *péritoine*, la réflexion de celui-ci se fait au-dessous de la circonférence supérieure de l'organe. Elle est anormale et consiste en une série de bandes péritonéales qui, partant du cæcum, vont en s'élargissant sur la face iliaque en formant d'élégants festons qui délimitent des fossettes plus ou moins profondes en arrière du cæcum. Il semble qu'il y ait là des adhésions anciennes péri-cæcales : il est difficile de l'affirmer.

Le méso-appendice est irrégulier. Son insertion fixe se fait bien en partie, comme normalement, sur le mésentère ; mais celui-ci est très court, 1 centimètre, l'iléon presque adhérent au psoas et le méso-appendice prolonge son insertion sur la face antérieure de ce muscle. Elle s'y épanouit en éventail, les tractus divergeant les uns sur la face postérieure du petit bassin ; les autres sur la face antérieure du psoas et les plus externes se prolongeant en dehors avec les festons de réflexion du péritoine cæcal postérieur. Ces dernières déterminent même un repli assez prononcé pour créer une fossette rétro-cæcale anormale.

Une fossette iléo-cæcale supérieure, *pas de fossette iléo-appendiculaire, pas de repli du même nom.*

L'*appendice* est mince, court, 5 centimètres, mais perméable dans toute sa longueur. Diamètre extérieur, 6 millimètres ; calibre, 8 millimètres. Sa muqueuse est normale.

Le grand épiploon est rétracté sur le côlon transverse. La face externe du côlon ascendant est reliée à la paroi abdominale par des adhérences irrégulières. Angle droit du côlon très descendu, il est à 2 centimètres seulement au-dessus de la crête iliaque postérieure.

En résumé, probablement péri-typhlite et péri-appendicite.

Examen histologique. — Infiltration leucocytaire au voisinage des follicules lymphatiques dont quelques-uns sont étalés. Sclérose de la sous-muqueuse (tissu conjonctif dense).

Appendicite chronique (subaiguë).

Observation XLVI

Homme de 62 ans. Néphrite interstitielle, insuffisance tricuspidienne, asystolie ; *ascite.*

L'abdomen renferme 8 litres de liquide, le côlon ascendant adhère au péritoine pariétal.

Le *cæcum* est en position iliaque supérieure presque sous l'ombilic. Hauteur 8 centimètres, circonférence 20 centimètres, capacité 5o centimètres cubes. Les parois sont très épaissies et surtout la séreuse péricæcale, cet épaississement est dû à l'ascite. Ce cæcum renferme des matières liquides.

L'*appendice* comme le cæcum est entouré de minces adhérences filamenteuses, fibrinaires, friables et récentes. Ces mêmes fausses membranes se retrouvent dans toute la cavité abdominale. L'appendice *est descendant*. Une fossette iléo-cæcale supérieure et une inférieure. Méso-appendice normal, très gras. Mésentère très allongé.

Longueur de l'appendice 9 centimètres, diamètre extérieur 7 centimètres, calibre 12 millimètres, diminue un peu vers l'extrémité flottante. Complètement perméable. Épaisseur des parois normale = $1^{mm},5$.

OBSERVATION XLVII

Homme de 70 ans. Cancer de la vessie.

Cæcum petit. Longueur 4 centimètres, circonférence 15 centimètres, capacité 55 centimètres cubes ; la position lombaire, prérénale. Il recouvre le rein droit, mobile, pas d'adhérences péricæcales.

L'*appendice* remonte en arrière du cæcum entre celui-ci et le bord externe du rein droit. Pas d'adhérences anormales. Il est mince, fibreux, longueur $8^{cm},5$, diamètre extérieur 3 et 4 millimètres, plus étroit à sa partie moyenne. Complètement oblitéré, dans toute son étendue.

L'examen histologique de l'appendice montre un placard cicatriciel très net avec oblitération complète de la lumière appendiculaire, une sous-muqueuse lâche contenant des vaisseaux à parois hypertrophiées, un péritoine épaissi.

Observation XLVIII

Homme de 62 ans. Mort d'urémie. Tuberculose pulmonaire. Tuberculose cæcale.

Cæcum de forme conique, en position iliaque moyenne. Il est adhérent au péritoine pariétal par sa face antérieure, il adhère aussi au grand épiploon. Longueur 5 centimètres. Circonférence 10 centimètres. Il présente un épaississement considérable de sa paroi postérieure en arrière de la valvule iléo-cæcale, et cela produit une sténose de son orifice colique telle qu'on peut à peine y introduire l'index. La muqueuse cæcale est ulcérée dans toute cette région.

L'iléon est normal, sa muqueuse saine.

Appendice normal. Il est mobile, descendant sur la fosse iliaque, contourné en tire-bouchon, longueur 9 centimètres, diamètre extérieur uniforme de 6 millimètres, calibre uniforme de 8 millimètres. Il renferme à son extrémité une boulette fécale. Pas d'oblitération, ni de sténose. Parois et muqueuse normales en apparence.

Quelques adhérences, entre la partie initiale de l'appendice et la face inférieure de l'iléon, déforment le repli iléo-appendiculaire et comblent la fossette sous-jacente.

Méso-appendice normal. Une fossette iléo-cæcale supérieure.

A l'*examen histologique* on constate la disparition de la muqueuse glandulaire (putréfaction). Les follicules lymphatiques sont très rares. Sur une des coupes on n'en trouve aucun.

Sous-muqueuse très épaisse.

Épaississement de la séreuse et adhérences péritonéales.

Une coupe de la paroi cæcale au niveau des ulcérations montre une infiltration tuberculeuse intéressant la muqueuse et pénétrant dans la couche musculaire.

Appendicite chronique banale et typhlite tuberculeuse.

Observation XLIX

Homme de 54 ans. Hémiplégie droite, hydropéricarde.

Cæcum petit. Diamètre extérieur 6^{cm},5, hauteur 2^{cm},5, circonférence 16 centimètres, capacité 50 centimètres cubes. Il est cupuliforme, axe dirigé d'avant en arrière. Position iliaque supérieure. Son fond est à 6 centimètres au-dessus de la ligne bi-iliaque antérieure et supérieure. Le tablier épiploïque graisseux recouvre tout l'intestin *sauf le cæcum sous* lequel s'insinue son bord droit.

Appendice remontant en arrière du cæcum et un peu à droite pour placer son extrémité dans l'angle formé par le méso-côlon ascendant et la paroi abdominale. Longueur 9 centimètres, diamètre extérieur 6 à 7 millimètres, calibre irrégulier, va en diminuant jusqu'à l'extrémité libre, passe de 16 à 13 millimètres. Pas d'oblitération, il renferme des boulettes fécales dures.

Fossette iléo-cæcale supérieure à peine indiquée. Fossette iléo-appendiculaire anormale très profonde. Le ligament iléo-appendiculaire a 3 centimètres de largeur; partant du bord supérieur de l'iléon, il s'insère sur l'extrémité cæcale, face postérieure et sur la base du mésentère. Sur sa face externe est appliqué l'appendice dépourvu de méso pendant ses 25 millimètres initiaux. Ce repli remplace le méso qui ne commence qu'au moment où l'appendice dépasse son bord libre. Le méso-appendice est un simple bourrelet graisseux épais. Il y a ici confusion complète du méso et du ligament iléo-appendiculaire qui forment une sorte de cornet sur la face externe duquel chemine l'appendice.

C'est une anomalie congénitale.

Le cæcum et le côlon ascendant, portion initiale, sont très mobiles.

Estomac dilaté.

Observation L (v. fig. III, page 121)

Homme de 71 ans. Anévrysme de l'artère iliaque primitive droite et de la bifurcation de l'aorte.

Cæcum entouré d'anses grêles dont quelques-unes le cachent à moitié. Longueur 3 centimètres. Circonférence 18 centimètres. Diamètre extérieur 6^{cm},5. Capacité 165 centimètres cubes. Contient des matières fécales demi-molles. Il est en position iliaque supérieure. Son cul-de-sac est divisé en deux parties par le passage d'une bande musculaire. C'est sur la partie postérieure que s'implante l'*appendice*. Il se porte de là directement en dedans, en passant sous la portion terminale de l'iléon, pour s'appliquer sous le feuillet gauche du mésentère terminal. Il est donc en *position transversale*. Il est petit, atrophié, de la grosseur d'une allumette. Son diamètre extérieur est de 2^{mm},5. Plus gros à son extrémité libre qu'à son extrémité cæcale. Longueur 3^{cm},8. Sa cavité a disparu, oblitération complète.

Toute sa partie médiane est adhérente au feuillet gauche, inférieur, du mésentère. Elle y est fixée par des tractus fibreux, irréguliers, entre lesquels sont de petites fossettes anormales. Aspect absolument pathologique. A sa partie juxta-cæcale on retrouve un court mésoir régulier sur lequel vient se jeter un petit repli iléo-appendiculaire. La fossette iléo-appendiculaire est respectée par les adhérences. On trouve de même une fossette iléo-cæcale supérieure.

Le péritoine cæcal est normal. Un repli cæcal supérieur se dirige vers l'épine iliaque supérieure. Un repli cæcal inférieur part du point d'implantation de l'appendice sur le cæcum et suit la face antérieure du psoas jusqu'à l'anneau inguinal où il se termine. Entre ces 2 replis fossette rétro-cæcale.

La face antérieure du côlon ascendant, immédiatement au-dessus du cæcum, est reliée par des adhérence péritonéales longues avec la face antérieure de l'angle colique droit. Cette disposition orce le côlon ascendant à s'incurver sur sa face antérieure.

Le reste du péritoine est sain.

Il y a ici nettement endo et péri-appendicite ancienne.

Comme dans nos autres observations l'examen microscopique permet de constater des lésions chroniques de l'appendice : muqueuse complètement disparue, remplacée par un placard cicatriciel avec une fente assez large ; sous-muqueuse très lâche. Péritoine épaissi par places.

OBSERVATION LI

Femme de 52 ans.

Cæcum en position iliaque inférieure, en partie surplombant la cavité pelvienne. Son cul-de-sac est en face du canal inguinal et arrive à 3 centimètres de la ligne médiane contre l'épine du pubis droit. Longeur, 5^{cm},5. Diamètre extérieur 8 centimètres. Circonférence 21 centimètres. L'iléon venant du petit bassin l'aborde par sa face postérieure.

L'*appendice* descend directement, en arrière du cæcum, dans le petit bassin, appliqué contre le flanc droit de l'iléon. Longueur 9 centimètres, calibre régulier de 10 millimètres, muqueuse saine, pas d'oblitération, ni rétrécissement.

Méso-appendice normal, graisseux.

Un repli *mésentérico-cæcal* forme la fossette cæcale supérieure à peine indiquée.

Fossette iléo-appendiculaire normale.

La réflexion du péritoine cæcal sur la fosse iliaque se fait très bas suivant une ligne convexe inférieurement. Pas de fossette rétro-cæcale puisqu'il n'y a pas de ligaments cæcaux postérieurs. Mésentère terminal très long, 7 centimètres ; cæcum, appendice et iléon très mobiles.

Appendice, cæcum sains.

Observation LII

Femme, 35 ans. Pleurésie purulente droite, calculs biliaires. Cadavre petit, maigre.

Cæcum en position sus-pelvienne situé tout entier au-dessus du petit bassin, il repose sur les anses grêles qui remplissent la cavité pelvienne. Forme spéciale, 2 culs-de-sac : un interne très petit qui reçoit l'iléon par sa face postérieure et tout près de son sommet. Le cæcum à ce niveau a à peine 2 millimètres de hauteur. Le cul-de-sac externe est un peu plus profond, descend, à 25 millimètres de la limite supérieure du cæcum. Diamètre extérieur du cæcum, 62 millimètres. Il est donc petit. Renferme des gaz, pas de matières.

L'appendice est implanté sur la face postérieure en dehors de l'iléon. De là il se porte en haut et en dehors appliqué contre la paroi postérieure du cæcum, il chemine par-dessus les anses grêles contenues dans le petit bassin, jusqu'au bord interne du psoas. Il suit ce bord, d'arrière en avant, jusqu'au moment où il se termine à 1 centimètre de l'arcade crurale, à 2 centimètres au-dessus de la trompe et de l'ovaire.

Appendice sain. Longueur, 8cm,5.

Pas d'oblitération.

Renferme des matières fécales semi-liquides.

Péritoine. — Le péritoine cæcal postérieur se réfléchit sur le bord interne du psoas, fixant sévèrement le cæcum sur ce muscle.

Sur la face latérale externe de la fosse iliaque, cette réflexion péritonéale détermine des replis en festons ou croissants à concavité supérieure qui délimitent entre eux des fossettes, où l'on peut introduire la pointe de l'index.

Ce sont certainement des adhérences anormales.

Un petit ligament iléo-appendiculaire atrophié qui n'atteint même pas l'appendice et s'arrête sur le cæcum.

Méso-appendice est inséré transversalement sur la base du mésentère terminal.

Ptose du côlon transverse. Le grand épiploon adhère au côlon *ascendant* sur toute sa hauteur jusqu'à l'angle colique et l'unit ainsi à la branche descendante du V formé par le côlon transverse. La grande courbure de l'estomac atteint l'ombilic.

Observation LIII (v. fig. IV, page 123)

Homme 57 ans. Tabes, cachexie et diarrhée incoercible.

Cæcum en position iliaque inférieure ne dépasse pas le muscle psoas. Forme en entonnoir, il semble une simple dilatation de l'appendice ; très petit, l'iléon s'abouchant presque à l'extrémité du cul-de-sac ; hauteur du cæcum 2 centimètres ; largeur 4 centimètres, circonférence 11 centimètres.

Iléon normal, muqueuse un peu congestionnée.

Appendice pelvien long et mince, congestionné, longueur 18 centimètres ; diamètre extérieur 7 millimètres, calibre 12 millimètres. Pas oblitéré. Il est mobile, contourné, descendant sur la face latérale du petit bassin.

Péritoine. — L'insertion fixe du méso-appendice est anormale. En quittant le cæcum elle passe d'abord sur le mésentère, mais de là remonte obliquement sur la face *antérieure* de l'iléon où elle se termine après un parcours de 2 centimètres. Le bord libre du méso part donc de la face antéro-supérieure de l'iléon pour descendre vers l'extrémité de l'appendice. La rencontre du méso-appendice de l'iléon et du mésentère forme une fossette qui fait vis-à-vis à la fossette iléo-appendiculaire. De plus au niveau de sa terminaison cæcale, des replis et tractus anormaux relient l'appendice au péritoine prépsoas auquel l'appendice se trouve intimement fixé dans l'espace de 3 centimètres.

Côlon transverse est ptosé, forme un V dont l'angle atteint le petit bassin. Pas de ptose des angles coliques, ni d'autres organes.

Observation LIV

Homme de 62 ans.

Tuberculose pulmonaire et péritonéale, néphrite, les anses intestinales sont agglutinées les unes aux autres et recouvertes de granulations tuberculeuses. Adhérences noirâtres, molles et friables. *Cæcum* fixé au péritoine pariétal et aux anses intestinales voisines. Appendice descendant dans la cavité pelvienne contre la paroi postérieure. Il est complètement recouvert de granulations et d'exsudats puriformes.

Observation LX

Homme de 55 ans. Paralytique général.

Grand *cæcum* distendu par les gaz en position iliaque supérieure. Son cul-de-sac atteint la ligne bi-iliaque antéro-supérieure.

        Hauteur. . . . . .   5 centimètres
        Circonférence. . . .   31   —

il est en forme de cupule.

L'*iléon* remonte vers lui du petit bassin, s'insinue sous sa face postérieure, à gauche de son axe. Son point d'abouchement sur cette face est au niveau de la crête iliaque postérieure.

Appendice, gros, remonte en arrière du cæcum et surtout du côlon. Son point d'implantation est situé presque sur la même ligne horizontale que le centre de la valvule iléo-cæcale.

L'appendice n'est rétro-cæcal que dans un court espace de 7 à 8 millimètres, dans le reste de son trajet il est rétro-colique. Il s'applique sur la face postérieure et à droite du côlon auquel il adhère intimement. Il parcourt ainsi un trajet de 4 centimètres, se recourbe en crochet à concavité inférieure et disparaît dans la paroi colique postérieure. Cette anse est surmontée d'une petite masse grisâtre de la grosseur d'une noisette. L'extrémité du lobe vertical du foie arrive à 4 centimètres de l'appendice.

Celui-ci est perméable jusqu'au moment où il aborde la petite tumeur signalée. L'anse qu'il décrit sur elle est complètement oblitérée.

Diamètre extérieur de l'appendice 12 millimètres, longueur 6 centimètres.

Muqueuse cæcale normale.

Les autres organes ne présentent rien de remarquable.

Le côlon ascendant est énorme. Sa moitié supérieure est intimement unie à la première portion du côlon transverse par une adhérence solide du grand épiploon.

Il ne s'agit pas là d'une ouverture de l'appendice dans le côlon, la muqueuse de celui-ci étant mobile sur la grosseur qui semble n'adhérer qu'à la paroi musculo-séreuse de l'intestin.

Pas de trace de cicatrice sur la muqueuse intestinale.

Pas d'adhérences anormales autres autour du cæcum ou du côlon.

Observation LVI

Homme de 70 ans. Mort de broncho-pneumonie. Anévrysme ancien de la pointe du cœur, adhérences péricardiques, artério-sclérose généralisée. Tubercules crétacés aux deux sommets.

Cæcum situé immédiatement sous la paroi abdominale dans la fosse iliaque moyenne, immédiatement au-dessous de la ligne bi-iliaque supéro-antérieure. Il est petit, rudimentaire, conique, au-dessus de lui, le côlon ascendant prend brusquement son calibre normal.

Hauteur : 3cm,5 ; largeur : 28 millimètres.

L'*appendice* est implanté à l'extrémité inférieure du cæcum dont il semble n'être qu'un prolongement.

Il remonte en arrière du cæcum sur le muscle iliaque et se recourbe en point d'interrogation derrière le côlon ascendant. Il est petit, mince.

Longueur : 6^{cm},5. Diamètre extérieur : 4 millimètres. Calibre : 12 millimètres. Cavité perméable, remplie de matières fécales. Muqueuse normale.

L'iléon aborde le cæcum par sa face postérieure après être remonté du petit bassin et avoir traversé la face antérieure du psoas.

Péritoine. — Un repli iléo-cæcal supérieur. Un repli iléo-appendiculaire qui, partant de l'iléon, s'insère sur toute la hauteur de la face interne du cæcum jusqu'à l'origine de l'appendice.

Le méso-appendice est très large. Son bord fixe s'insère sur le mésentère iléal et le péritoine prépsoas, sur le bord inférieur de l'iléon, sur la face latérale droite du cæcum.

Le côlon ascendant est pourvu d'un mésocôlon très lâche.

Le mésentère étant très haut : 9 centimètres, il est possible de mettre le cæcum en toutes les positions les plus extrêmes sans sectionner ou tirailler trop aucun ligament. On peut le mettre derrière la symphyse pubienne, sous l'ombilic, etc...

Pas de ptose viscérale.

OBSERVATION LVII

Homme de 59 ans.

Cæcum en position sus-pelvienne, cupuliforme. Son cul-de-sac arrive à la ligne médiane, immédiatement au-dessus de la symphyse pubienne, au-dessus des anses grêles qui le séparent de la vessie. Le grand épiploon est rétracté sur le côlon transverse. Longueur du cæcum, 6 centimètres ; circonférence, 22 centimètres.

L'*iléon* l'aborde par sa face postérieure sur le bord du psoas à 3 centimètres de l'arcade crurale.

L'*appendice* à implantation terminale, en rapport à son origine avec la face postérieure du pubis derrière l'épine pubienne. Se portant de là, directement en arrière et en bas, appliqué contre la face postérieure de la branche horizontale du pubis, il arrive au niveau du trou obturé, où il se termine. Une courbure terminale lui donne une forme en point d'interrogation renversé. Longueur, 8 centimètres ; diamètre extérieur, 5 millimètres.

Il renferme à sa partie médiane une petite masse stercorale, sa cavité est tout entière perméable.

Péritoine. — La réflexion de la séreuse cæcale sur la fosse iliaque se fait très bas sur le bord interne du psoas. Elle forme un repli principal quadrangulaire qui va de la demi-circonférence cæcale postérieure, sur le psoas. A droite cette lame séreuse s'effile jusqu'à l'arcade crurale et se perd sur le péritoine pariétal. En arrière elle se prolonge en formant un repli très net et accusé jusque sur la face postéro-supérieure de la vessie après avoir traversé le psoas. Inférieurement elle se continue avec le péritoine pelvien.

Le feuillet postérieur de la lame péritonéale que nous venons de décrire se continue avec le feuillet droit du méso-côlon ascendant, son feuillet antérieur avec le feuillet inférieur ou gauche du mésentère terminal. Sur le cæcum l'insertion de cette lame se fait irrégulièrement par des replis en festons entremêlés, délimitant entre eux des petites fossettes plus ou moins régulières (cf. Obs. XLV).

Le méso-appendice normal comme forme et comme insertions appendiculaires est anormal quant à ses insertions supérieures. On ne saurait mieux exprimer cette anomalie qu'en disant que c'est le repli iléo-appendiculaire qui, s'insérant sur l'appendice jusqu'à sa pointe, forme le méso-appendice. En effet, le seul repli existant part de la face antérieure de l'iléon où il s'insère sur une longueur de 6 centimètres. Cette ligne d'insertions se prolonge sur la face interne du cul-de-sac cæcal et atteint le point d'implantation de l'appendice ; il n'existe donc aucune insertion sur la face inférieure du mésentère terminal. Au contraire, de sa face antérieure nous voyons partir un repli mésentérico-cæcal supérieur qui, passant au-dessus de l'embouchure de l'iléon, se jette sur le cæcum et prolonge son insertion jusque sur la face antérieure du ligament qui représente le méso-appendice. Il y a disparition d'un des replis péri-appendiculaires et coalescence incomplète des deux autres. Il y a cependant une grande fossette sous le méso iléo-appendiculaire, sorte de fossette iléo-appendiculaire et une fossette cæcale supérieure sous le ligament mésentérico-cæcal.

Sur le bord libre du méso-appendice un petit ganglion noirâtre et dur.

OBSERVATION LVIII (V. fig. V, page 123.)

Homme de 55 ans.

Cæcum rudimentaire situé sur la face antérieure du psoas. Il a 2 centimètres de longueur sur 2 centimètres de diamètre extérieur. Il est conique et semble une dilatation de l'appendice.

L'*appendice* n'est pas visible, on n'aperçoit que sa terminaison qui semble sortir à droite de la face postérieure du mésentère. Il est en effet recouvert par des replis séreux, fibreux, chargés de graisse qui passent du péritoine prépsoas sur le mésentère et sur l'orifice de l'iléon, enfouissant sous eux toute la partie médiane de l'appendice. Un repli péritonéal reliquat du repli iléo-appendiculaire passe de la face antérieure à l'iléon sur ces adhérences. L'extrémité de l'appendice qui est libre d'adhérences est encore pourvue de méso-appendice. Pour voir l'appendice il faut disséquer les adhérences. Celles-ci sont irrégulières et certainement d'origine inflammatoire, et cependant on trouve l'appendice sain, perméable dans toute son étendue. Longueur, 9 centimètres ; diamètre extérieur, 5 millimètres ; calibre, 10 millimètres, pas d'oblitération, ni de rétrécissement de la cavité appendiculaire.

De la face *antérieure* du cæcum partent des adhérences qui se portent sur le péritoine prépsoas.

Observation LIX

Homme de 64 ans. Tuberculose pulmonaire.

Cæcum en position iliaque moyenne, longueur, $5^{cm},5$; circonférence, 16 centimètres ; diamètre extérieur, $4^{cm},5$.

Appendice remonte en arrière du flanc gauche du cæcum, il est logé dans la fossette rétro-cæcale. Il est relié à la face postérieure du cæcum par des replis fibro-séreux irréguliers qui semblent un vestige du méso-appendice. L'appendice est très court, plus gros à son extrémité qu'à son point d'implantation. Il est irrégulièrement recouvert de brides péritonéales minces, mais solides et anciennes. Longueur, 3 centimètres ; diamètre extérieur croissant du cæcum à l'extrémité libre, en moyenne, 4 millimètres. Cavité oblitérée complètement sauf près du cæcum.

Péritoine. — Le péritoine de la face postérieure du cæcum est dépoli, et présente de fines lignes graisseuses. Un repli cæcal (ou mieux *colique*) supérieur. Un repli cæcal inférieur qui partant du point d'implantation de l'appendice se porte sur le péritoine pré-psoas où il se fixe par 3 petits replis secondaires. Son feuillet interne ou inférieur se continue avec le feuillet gauche ou inférieur du mésentère terminal ; son feuillet externe forme la paroi gauche de la fossette rétro-cæcale. L'appendice y adhère par son extrémité. Cette paroi est irrégulière et semble adhérer au méso-appendice qu'on devine et un tractus passant sur le cæcum semble bien être un vestige du repli iléo-appendiculaire.

Au fond de la fossette rétro-cæcale la réflexion du péritoine se fait suivant une courbe à concavité supérieure rappelant les festons vus dans d'autres cas.

Une frange iléo ou mieux mésentérico-cæcale, pas de fossette.

Traces d'inflammation péri-appendiculaire avec oblitération de la cavité appendiculaire.

Observation LX

Homme de 80 ans. Hémorragie cérébrale.

Cæcum en position iliaque supérieure, très haute, presque lombaire. Le cul-de-sac est à deux travers de doigts au-dessus de la ligne bi-iliaque antéro-supérieure. Il est plat et divisé en 2 culs-de-sac latéraux, forme qu'on pourrait appeler « en salière » axe dirigé d'avant en arrière. Longueur, 2 centimètres et demi ; largeur, 6 centimètres.

Appendice descendant, court, 4^{cm},5, se termine sur le psoas. Il est oblitéré dans toute sa longueur. Diamètre extérieur, 4 millimètres.

Méso-appendice court, inséré sur le mésentère terminal. Cette insertion est très longue, le bord libre du méso est très court et l'appendice est ainsi maintenu parallèlement à son insertion mésentérique et à 5 ou 6 millimètres d'elle. Il est très peu mobile. Ce méso est irrégulier et entouré d'adhérences graisseuses.

Un repli mésentérico-cæcal supérieur, un repli et une fossette iléo-appendiculaire.

Adhérences port-coliques dans une fossette rétro-colique.

Endo et péri-appendicite probables.

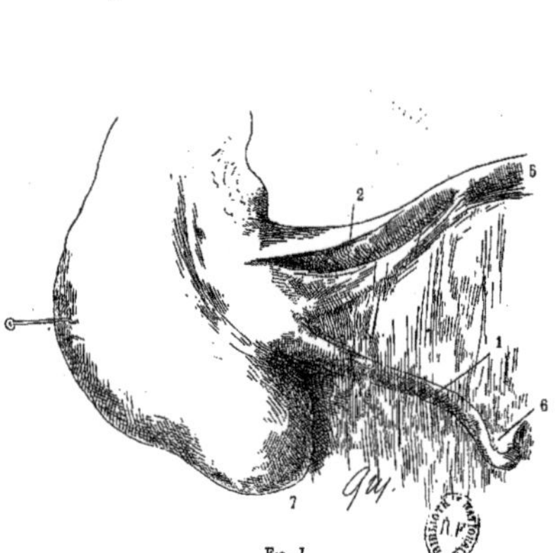

Fig. I

Obs. IV. — 1. Appendice inclus dans le mésentère 3. 2. Fossette anormale. 5. Iléon. 6. Méso-appendice rudimentaire. 7. Cæcum.

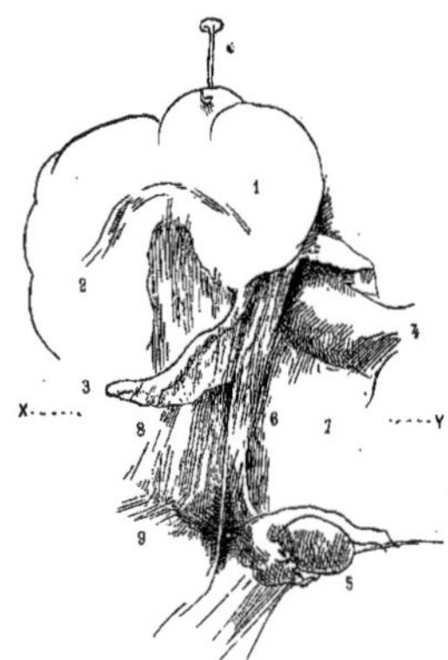

Fig. II

Obs. V. — Péritoine péri-appendiculaire anormal, mais ne semblant pas pathologique. Cæcum qu'on a fait basculer autour de la ligne xy, pour montrer sa face postérieure. Remarquer la position de l'ovaire et de la trompe, le repli mesentérico-ilio-cæcal, le mésocôlon. 1. Cæcum. 2. Côlon. 3. Appendice. 4. Iléon. 5. Trompe et ovaire. 6. Repli anormal. 7. Mésentère. 8. Mesocôlon. 9 Fosse iliaque.

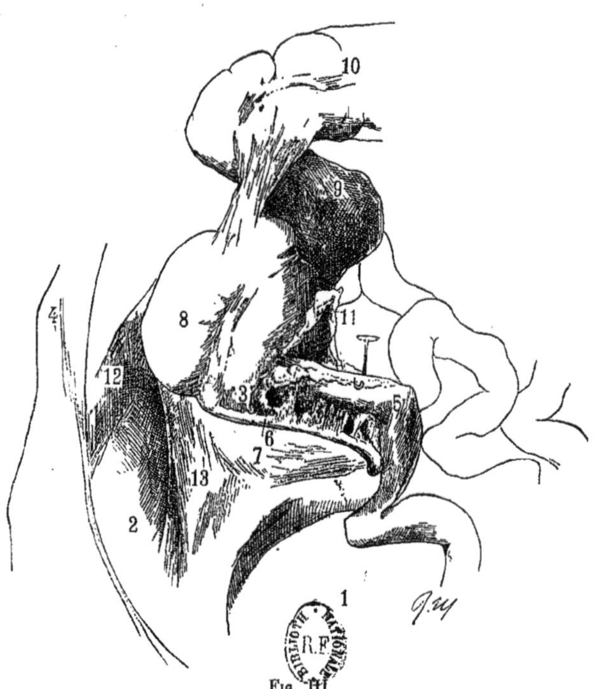

Fig. III

Obs. L. — Endo et péri-appendicite. 1. Cavité pelvienne. 2. Fosse iliaque. 3. Méso-appendice. 4. Épine iliaque antéro-supérieure. 5. Iléon attiré en haut et repli iléo-appendiculaire. 6. Appendice et adhérences. 7. Feuillet inférieur du mésentère terminal. 8. Cæcum. 9. Côlon ascendant. 10. Côlon transverse. 11. Repli iléo-côlique. 12. Repli cæcal supérieur. 13. Repli cæcal inférieur.

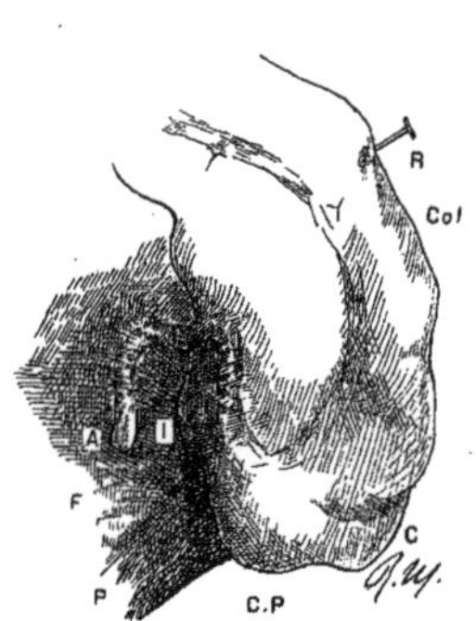

Fig. IV

Obs. XLIII. — A. Appendice. C. Cæcum, col, côlon ascendant. P. Psoas.
C. P. Cavi-pelv. F. Fosse iliaque. I. Point d'abouchement de l'iléon où le
cæcum montre la face postérieure. Il est renversé à gauche et tiré en haut par
l'érigne R.

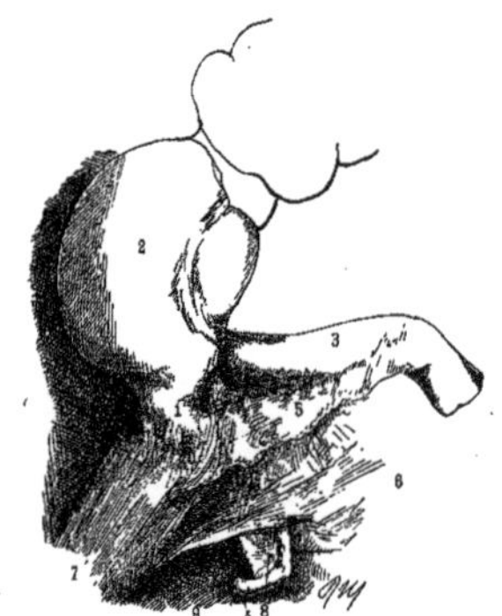

Fig. V.

Obs. LVIII. — Pérityphlite et péri-appendicite ancienne. 1. Cæcum atrophié.
2. Côlon ascendant. 3. Iléon. 4. Appendice. 5. Repli iléo-appendiculaire.
6. Mésentère. 7. Psoas. 8. Méso-appendice. 9. Cavité pelvienne.

BIBLIOGRAPHIE

Auguy. — De l'Adénopathie appendiculaire, *Thèse*, Lyon, 1901.

Berthier et Milian. — *Presse médicale* (Appendicite oblitérante atrophique), 1898.

Charpy. — *Bibliographie anat.*, 1898.

Chastanet. — Recherches sur l'Appendicite. *Thèse*, Paris, 1897.

Demoulin. — Pseudo-crises d'appendicite à répétition par adhérences péri-cæcales. *Journal des Praticiens*, 22 janvier 1898.

Doyen. — Les agglomérations iléo-cæcales péri-appendiculaires. *Rev. crit. de méd. et de chir.*, Paris, 1900.

Doyen. — Pérityphlite et appendicite, la lymphangite péri-cæcale. *Méd. mod.*, 1897.

Georgieff (S.). — *Société anat.*, 1899.

Jonnesco et Juvara. — *Progrès Médical*, n° 16, 1894.

Letulle. — *Bull. de la soc. méd. des hôp.*, 19 mars 1897.

— Appendicite aiguë. *Presse méd.*, n° 52, 1898.

— et Weinberg. — *C. R. soc. de Biolog. et Presse Médicale*, 1897.

Letulle et Weinberg. — Appendicite oblitérante. *Bull. soc. anat.*, 1897.

Letulle et Weinberg. — Appendicites, recherches histo-pathologiques. *Archives des soc. méd.*, 1897.

Letulle et Weinberg. — Cancer de l'appendice. *Soc. anat.* 1901.

Longuet. — La dyspepsie appendiculaire. *Sem. méd.*, juin 1902.

Mariau. — *Bibliogr. anat.*, 1900.

Pesquerel. — Append. chronique, *Thèse*, Paris, 1900.

Pilliet et Pasteau. — Oblit. de l'append. iléo-cæcal. *Bull. soc. anat.*, 1898.

Pilliet. — Append. follicul. oblitérante. *C. R. soc. de Biologie*, 1898.

Pilliet. — Appendicite suppurée pariétale. *Bull. soc. anat.*

Rastouil. — Appendicite chronique. *Thèse*, Paris, 1901.

Robinson. — *Méd. record.*, 1895.

— *Ann. of. Surger.*, 1900.

Sonnenburg. — *Path. und. thèr. der perityphlitis, Deustch. zei. f. chir.* 38, 2-3, p. 155.

Schwartz. — Tumeur inflamat. de la région iléo-cæcale. (*XIII*e *congrès de médecine*).

Trolley. — Péritonite de la région iléo-cæcale. *Thèse*, Paris, 1900.

Tuffier. — *Archives de médecine.*

Talamon. — *Les formes non chirurgicales de l'appendicite*, Paris, 1901.

Walter. — Sur une forme d'appendicite chronique. *XII*e *Congrès de Chirurgie*, 1898.

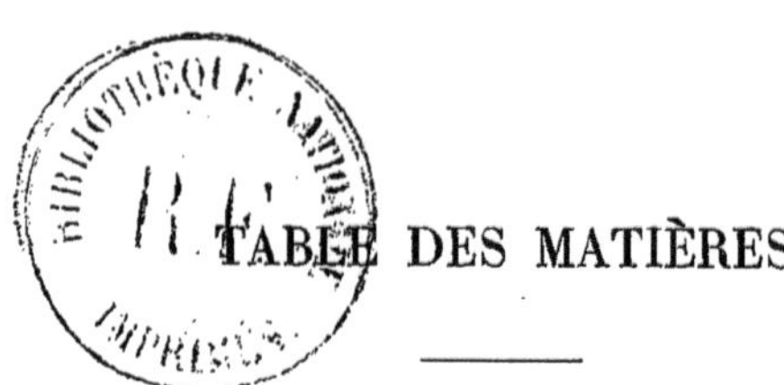

TABLE DES MATIÈRES

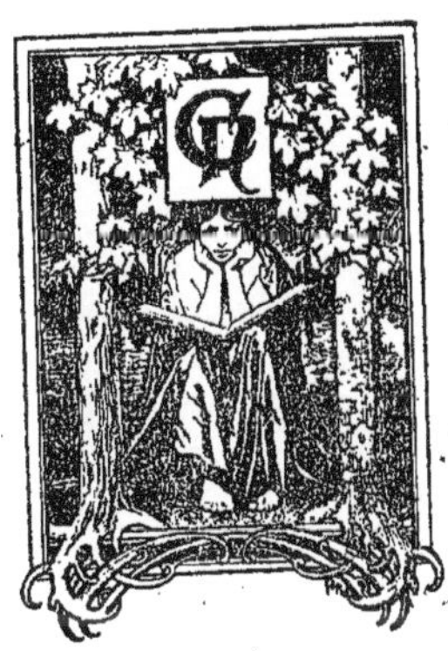

9 782019 292508